Thomas Klein
Raimund von Helden

Salz – das weiße Gift

Thomas Klein
Raimund von Helden

Salz

das weiße Gift

Der Einfluß von Natrium,
Kalium und Chlorid auf unsere Gesundheit

Hygeia-Verlag

Haftungsausschluß

Dieses Buch wurde sorgfältig erarbeitet. Dennoch übernehmen Autoren und Verlag keinerlei Haftung für die Richtigkeit von Angaben und Empfehlungen sowie für eventuelle Druckfehler. Bei Beschwerden und Erkrankungen ist ärztlicher Rat einzuholen.

Bibliografische Informationen sind bei der Deutschen Bibliothek im Internet unter www.dnb.de abrufbar.

Thomas Klein, Raimund von Helden: *Salz – das weiße Gift. Der Einfluß von Natrium, Kalium und Chlorid auf unsere Gesundheit.*

Hygeia-Verlag Dresden 2018

2. Auflage 2020

ISBN 978-3-939865-40-7

www.hygeia.de

Die Natur versteht keinen Spaß,
sie ist immer wahr, immer ernst,
immer strenge, sie hat immer recht,
und die Fehler und Irrtümer
sind immer des Menschen.

GOETHE

Über die Verfasser

THOMAS KLEIN, Diplom-Ingenieur für Maschinenbau (TU Dresden), ist seit 2004 als Autor und Verleger tätig. Auf der Basis sorgfältiger wissenschaftlicher Recherchen veröffentlichte er mehrere Sachbücher, unter anderem:

- *Volkskrankheit Vitamin-B12-Mangel.*
  Über die schwerwiegenden Folgen geringer Zufuhr, gestörter Aufnahme und Verwertung von Vitamin B12.
- *Sonnenlicht – das größte Gesundheitsgeheimnis.*
  Sonnenmangel und seine schwerwiegenden Folgen.
- *Energieverlust und Krankheit durch Zahnherde.*
  Wie Herderkrankungen entstehen und überwunden werden.
- *Fluor – Vorsicht Gift!*
  Die schwerwiegenden Folgen der Fluoridvergiftung.
  (mehr über diese und andere Bücher im Internet unter www.hygeia.de).

Dr. med. RAIMUND VON HELDEN, Medizin-Studium (RWTH Aachen), Promotion in der Kinderheilkunde (Onkologie/ Endokrinologie). Seit 1984 als Arzt tätig, ab 1991 als freiberuflicher Hausarzt und Diabetologe in Lennestadt (Sauerland, Nordrhein-Westfalen).

Er ist Autor des Buches *Gesund in sieben Tagen. Erfolge mit der Vitamin-D-Therapie*, worin das *Akute Vitamin-D-Mangelsyndrom* erstmals beschrieben wird. Das Buch zeigt, wie wichtig Vitamin D für die Erhaltung und Wiedergewinnung unserer Gesundheit ist. – Die 18. Auflage wurde gemeinsam mit THOMAS KLEIN um 30 Seiten erweitert.

Dr. VON HELDEN gründete das Institut *VitaminDelta* (Aufklärung über Vitamin D) und ist Mitglied im Komitee von *Grassroothealth.net*, einer Organisation von renommierten Wissenschaftlern aus aller Welt, mit dem Ziel der Information über Vitamin D.

Beide Autoren haben diese Bücher verfaßt:

- *Osteoporose als Folge fehlerhafter Ernährung und Lebensweise. Über die Irrtümer der Osteoporose-Medizin und die Kunst, gesund zu bleiben.*
- *Wasser für unsere Gesundheit. Reines Trinkwasser und optimale Wasserzufuhr.*

Die Autoren freuen sich über die Reaktion der Leser und sind dankbar für Anregungen und Kritik. Sie sind zu erreichen über:

www.hygeia.de (THOMAS KLEIN) und
www.vitaminDservice.de (RAIMUND VON HELDEN).

Inhalt

Die schwerwiegenden Folgen der Salzüberlastung

> Niemand wird Krankheiten heilen können,
> der nicht die wirklichen Ursachen kennt.
>
> AURELIUS CORNELIUS CELSIUS

Über Jahrhunderte sind die meisten Menschen früh gestorben. Ein Hauptgrund für die geringe Lebenserwartung war das zumeist stark gesalzene Essen.

Der Salzkonsum pro Kopf ist im Laufe des 20. Jahrhunderts deutlich zurückgegangen. Doch es wird auch heute noch zu viel Salz verbraucht und bei salzhaltiger Ernährung zu wenig getrunken.

Die Überlastung mit Natriumchlorid beschleunigt die Alterung und fördert viele Erkrankungen: Bluthochdruck und Arteriosklerose, die Schädigung von Herz, Nieren und anderen Organen. Es besteht ein hohes Risiko für Herzinfarkt und Schlaganfall. Begünstigt werden Venenleiden, Arthritis und Demenz, sogar Krebserkrankungen und Osteoporose, desgleichen Harnsteine, Gicht und Augenerkrankungen (Netzhautschäden, Linseneintrübung, Glaukom, Makula-Degeneration), ebenso Ödeme, chronische Entzündungen und Autoimmun-Erkrankungen. Da salzhaltige Kost zu übermäßigem Essen verleitet, gehören auch Insulinresistenz, Diabetes und Übergewicht zu den Folgen.

Die tagtägliche Überlastung mit Natriumchlorid mag in der ersten Lebenshälfte noch ohne ernste Folgen bleiben, weil sich degenerative Erkrankungen lange Zeit unbemerkt entwickeln. Doch der körperliche Verfall im Alter wird wesentlich durch lebenslange Überlastung mit Salz verursacht. Das gilt auch für das Nachlassen der geistigen Fähigkeiten am Ende des Lebens, was schließlich zu Senilität und Demenz führen kann. Die Gründe dafür sind chronische Entzündungen, die Schädigung der Blutgefäße im Gehirn sowie kleine und große Hirninfarkte, alles durch Salzüberlastung gefördert. Bei lebenslanger Ernährung mit viel Salz droht Siechtum, falls nicht ein vorzeitiger Tod das Dahinsiechen verhindert.

Zur Notwendigkeit dieses Buches

Salzkonsum gilt gemeinhin als selbstverständlich und lebensnotwendig, wenngleich viele zugeben, daß es besser wäre, mit weniger Salz auszukommen. Doch die Schädlichkeit des Natriumchlorids wird weithin unterschätzt; unbekannt ist die Tragweite der schwerwiegenden Folgen der Salzüberlastung. Selbst viele Ärzte, Heilpraktiker und Ernährungswissenschaftler sind sich dessen kaum bewußt.

Die durch Salzüberlastung verursachten Erkrankungen erfordern einen hohen Aufwand für Behandlung, Betreuung und Pflege. Die Ergebnisse der medizinischen Behandlung bleiben unbefriedigend, selbst wenn der Aufwand immer weiter gesteigert wird. Die Kosten summieren sich zu gigantischen Beträgen.

Wer diese Erkrankungen wirklich heilen und verhüten will, muß die Ursachen erkennen und abstellen. Dazu gehört die Vermeidung der Salzüberlastung bei fast jeder Mahlzeit.

Selbst die großen Fachbücher über Physiologie und Biochemie erläutern nur das Grundwissen zum Wasser- und Elektrolyt-Haushalt. Dies genügt für einen Überblick, ist jedoch zu wenig für ein tieferes Verständnis, um daraus die richtigen Schlußfolgerungen zu ziehen.

Im Medizinstudium wird zwar erwähnt, daß sich ein erhöhter Blutdruck mit Beschränkung der Salzzufuhr senken läßt. Doch die Aufmerksamkeit im Studium und bei der Weiterbildung wird auf Medikamente gerichtet (mehr dazu in Kapitel 10). In der medizinischen Praxis wird oft versäumt, auf die Ursachen hinzuweisen und die Patienten darüber aufzuklären, wie sich erhöhter Blutdruck auf natürliche Weise senken läßt, nämlich mit Einschränkung des Salzkonsums und ausreichender Wasserzufuhr. Es fehlt die Auskunft, welche Erkrankungen durch Salzüberlastung verursacht werden.

Zur Irreführung beigetragen haben auch einige Bücher, die zu reichlicher Salzzufuhr raten; ebenso Artikel in Zeitschriften sowie Meinungsäußerungen im Internet. Es müsse nur das richtige Salz sein, heißt es. Eine überzeugende Begründung für diese Behauptungen lassen die Autoren vermissen. Die Tatsache, daß sich Natrium und Chlorid in Blut und Zwischenzellraum befinden, erlaubt keineswegs die Schlußfolgerung, daß man sich deshalb viel Natriumchlorid zuführen müsse. Aufgrund der Lektüre dieser Bücher verwenden tatsächlich viele Gesundheitsbewußte reichlich Salz und schädigen sich dadurch.

Bereits im Altertum wußten Ärzte, daß Salzkonsum krank macht; auch im alten China (Seite 135). Verdienste bei der Aufklärung in Deutschland hat sich vor allem der Arzt GUSTAV RIEDLIN (1861–1949) mit seinen Büchern erworben. Doch seitdem sind hundert Jahre vergangen.

In den letzten dreißig Jahren wurde die Forschung vorangetrieben, so daß uns heute viele Einzelheiten bekannt sind, auf welche Weise Überlastung mit Salz krank macht und die Alterung beschleunigt.

Doch es fehlt ein Buch, das den Stand der Wissenschaft zusammenfaßt und allgemeinverständlich erläutert, warum Beschränkung des Salzkonsums notwendig ist, wenn wir bis ins Alter gesund und leistungsfähig bleiben wollen. Wir wollen diese Lücke schließen mit unserem Buch *Salz – das weiße Gift*.

Hinweise zur Lektüre des Buches

Der logische Aufbau des Buches erfordert es, in den beiden ersten Kapiteln die Biochemie und Physiologie des Wasser- und Elektrolyt-Haushaltes abzuhandeln, um dem wissenschaftlich interessierten Leser die Zusammenhänge zu erläutern, um alle Feststellungen und Schlußfolgerungen nachvollziehbar zu begründen, einschließlich der Angabe der Fachliteratur.

Sind die ersten beiden Kapitel zu anspruchsvoll, können diese auch überblättert werden. Die Lektüre beginnt dann erst auf Seite 60 oder auf Seite 75 (Kapitel 3).

In Kapitel 5 wird gezeigt, wieviel Salz in der Nahrung verborgen ist und wie sich der Salzkonsum vermindern läßt.

Kapitel 6 stellt die verschiedenen Salze vor, die zur Konservierung und bei der Zubereitung der Nahrung verwendet werden.

Die Folgen der Salzüberlastung werden in Kapitel 7 bis 9 sowie 11 und 12 beschrieben. Aufschlußreich ist auch das Kapitel 10 über die Nebenwirkungen der Medikamente zur Senkung eines erhöhten Blutdruckes.

Basismedizin

Basismedizin ist die *Grundlage der Medizin* und hat die Erfüllung aller Lebensbedürfnisse zum Gegenstand. Die Mißachtung dieser Grundbedürfnisse geht zu Lasten von Gesundheit, Wohlbefinden und Leistungskraft.

Basismedizin ist *echte Naturmedizin.* Sie umfaßt alle natürlichen Stoffe und Einflüsse, die der Erhaltung und Wiederherstellung der Gesundheit dienen: frische Luft, Wärme, reines Trinkwasser, Sauberkeit, gesunde Nahrung und die Erfüllung aller Nährstoffbedürfnisse, Ruhe, Schlaf und Erholung, Bewegung, Training von Kraft und Ausdauer, sowie Freude im Leben und Erfüllung bei der Arbeit.

Die Medizin kann nur erfolgreich sein, wenn alle Forderungen der Basismedizin, wenn alle Lebensbedürfnisse erfüllt werden.

Ernährungsbedingte Krankheiten können nur durch Ernährungskorrektur geheilt werden, durch optimale Zufuhr aller notwendigen Nährstoffe.

Wer sich richtig ernährt, der braucht keine Medizin. – Wer sich falsch ernährt, dem hilft keine Medizin.

Mit jeder salzhaltigen Mahlzeit wird der Elektrolyt-Haushalt gestört: Überlastung mit Natrium und Chlorid, verbunden mit einem relativen Mangel an Kalium. Die Folgen werden in diesem Buch beschrieben.

In diesem Sinne gehört es zur Basismedizin, die Salzzufuhr auf ein gesundes Maß zu beschränken und jederzeit genug Wasser zu trinken, um die Gesundheit bis ins Alter zu bewahren oder wiederzugewinnen.

Gesundheit erflehen sich die Menschen von den Göttern.
Daß es in ihrer Macht liegt, sie zu bewahren,
daran denken sie nicht.

DEMOKRIT

Kapitel 1

Elektrolyte, Salze und Osmose

In diesem Kapitel werden die Gesetze der *Osmose* erläutert, die als Modell dient, den Stoffaustausch über *Biomembranen* zu erklären. Dieses Modell ist zwar einfach und praktisch, jedoch unzureichend. Denn Biomembranen sind keine halbdurchlässigen Membranen. Biomembranen verfügen über viele Besonderheiten, die wir kennen sollten, wenn wir den Elektrolyt-Haushalt des Organismus verstehen wollen.

Leser, denen dieses und das nächste Kapitel zu kompliziert sind, können auch beim dritten Kapitel weiterlesen.

Elektrolyte und Salze

Elektrolyte sind Stoffe, die im festen, flüssigen oder gelösten Zustand in Ionen dissoziiert (aufgespalten) sind und sich unter Einwirkung eines elektrischen Feldes gerichtet bewegen (ausführlich zum Elektrolyt-Haushalt des Menschen im nächsten Kapitel).

Nur die Elektrolyte im Wasser leiten den elektrischen Strom, nicht die Wasser-Moleküle, daher die Bezeichnung „Elektrolyt“. Je höher der Gehalt an Elektrolyten, desto höher die Leitfähigkeit des Wassers. Die verschiedenen Ionen haben dabei eine unterschiedliche *molare Grenzleitfähigkeit* (*Lamda* mit der Einheit [S cm^2/mol]).

Salze sind chemische Verbindungen aus positiv und negativ geladenen Ionen (Kationen und Anionen), die im festen Zustand Ionengitter bilden und zu Kristallen aufgebaut werden.

Natriumchlorid ist ein Salz, das in Wasser löslich ist und dabei in Natrium- und Chlorid-Ionen dissoziiert. In Lösung wirken die Natrium- und Chlorid-Ionen als Elektrolyte.

Im Organismus liegen Natrium-, Chlorid- und Kalium-Ionen als Elektrolyte vor und nicht kristallisiert als Salz. Deshalb sprechen wir vom Elektrolyt- und nicht vom Salzhaushalt.

Wird Natriumchlorid als Salz den Speisen zugegeben, so löst es sich in Natrium- und Chlorid-Ionen auf, spätestens im Speichel. Diese werden somit als Elektrolyte aufgenommen, sie durchlaufen den Organismus als Elektrolyte und werden als Elektrolyte ausgeschieden, über Nieren, Schweißdrüsen und Darm.

Osmose

Osmose ist die *Diffusion eines Lösungsmittels* (z. B. Wasser) durch eine *selektiv-permeable Membran* (semipermeable, halbdurchlässige Membran), die undurchlässig ist für die gelösten Stoffe (osmotisch wirksame Substanzen), aber durchlässig für das Lösungsmittel. Dieses strömt vom Raum mit geringer Konzentration in den Raum mit hoher Konzentration an osmotisch wirksamen Substanzen, bis in beiden Räumen die gleiche Konzentration herrscht.

Erläuterung (Skizze): Raum 1 sei von Raum 2 getrennt durch eine halbdurchlässige Membran. In beiden Räumen befindet sich Wasser (Lösungsmittel): in Raum 1 reines Wasser, in Raum 2 Natrium- und Chlorid-Ionen (osmotisch wirksame Substanzen), gelöst in Wasser. Im Ausgangszustand ist in beiden Räumen der Wasserspiegel gleich hoch.

Bei Freigabe des Wasserflusses fließt das Wasser von Raum 1 in Raum 2 und verdünnt dort die Lösung. In Raum 1 sinkt und in Raum 2 steigt der Wasserspiegel. Dadurch erhöht sich in Raum 2 der *hydrostatische Druck* gegenüber Raum 1. Hat sich das Gleichgewicht eingestellt, so läßt sich aus der Differenz des Wasserspiegels von Raum 1 zu 2 die hydrostatische Druckdifferenz p bestimmen, die gleich dem *osmotischen Druck* ist.

Wenn im Ausgangszustand in Raum 1 eine geringe und in Raum 2 eine hohe Konzentration an Natrium- und Chlorid-Ionen herrscht, so strömt Wasser in gleicher Weise von Raum 1 in Raum 2.

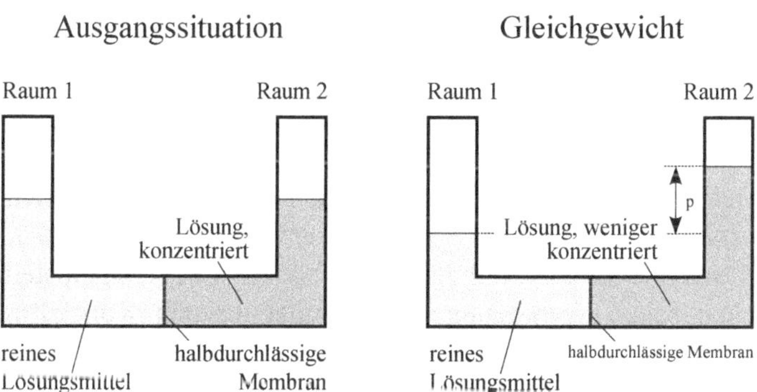

Osmotisches Gleichgewicht. – Das Gleichgewicht ist erreicht, wenn der hydrostatische Druck der rechten Flüssigkeitssäule dem osmotischen Druck der Lösung entspricht.

Durch Wasserabfluß erhöht sich in Raum 1 die Konzentration, durch Wasserzufluß vermindert sich in Raum 2 die Konzentration an Natrium und Chlorid. Es besteht damit die Tendenz zur Angleichung der Konzentration in beiden Räumen, wenngleich auch hier der hydrostatische Druck dem Ausgleich entgegenwirkt und die vollständige Angleichung verhindert.

Eine vollständige Angleichung der Konzentration findet nur statt, wenn die Volumenveränderung in Raum 1 und 2 nicht in der Höhe erfolgt, sondern im Volumen ohne Höhendifferenz, so daß ein hydrostatischer Gegendruck vermieden wird. Dieses Modell entspricht eher den Flüssigkeitsräumen im Organismus.

Der osmotische Druck im Blut des Menschen liegt bei 7 bis 8 bar, in Pflanzensäften bis zu 50 bar. – Bar ist eine abgeleitete Einheit für den Druck: 1 bar = 100 kPa. Die Einheit 1 bar entspricht etwa dem Luftdruck an der Erdoberfläche oder dem Überdruck von Wasser in 10 Metern Tiefe.

Der osmotische Koeffizient

Der *osmotische Koeffizient* ist ein Faktor, der den realen *osmotischen Druck* in Beziehung setzt zu dem der *idealen Lösung*. Dieser Koeffizient ist abhängig von der gelösten chemischen Verbindung, von Temperatur und Konzentration.

	Anzahl	mol. Masse	osmot. Koeff.
NaCl	2	58,5	0,93
KCl	2	74,6	0,92
HCl	2	36,6	0,95
NH_4Cl	2	53,5	0,92
$NaHCO_3$	2	84,0	0,96
$NaNO_3$	2	85,0	0,90
KSCN	2	97,2	0,91
KH_2PO_4	2	136	0,87
$CaCl_2$	3	111	0,86
$MgCl_2$	3	95,2	0,89
Na_2SO_4	3	142	0,74
K_2SO_4	3	174	0,74
$MgSO_4$	2	120	0,58
Glukose	1	180	1,01
Saccharose	1	342	1,02
Maltose	1	342	1,01
Laktose	1	342	1,01

Der osmotische Koeffizient für einige gelöste Stoffe (Anzahl der gelösten Partikel, molare Masse [g/mol]) – Der osmotische Koeffizient liegt für NaCl bei 0,93 (bei 37 °C und einer Konzentration wie in der extrazellulären Flüssigkeit von Säugetieren, wobei außer NaCl keine weiteren Stoffe gelöst sind). Für Zucker liegt der Koeffizient bei 1,01.

Die Flüssigkeitsräume im Organismus

Zu unterscheiden sind diese *Flüssigkeitsräume*:

1. *Intrazelluläre Flüssigkeit* (innerhalb der Zellen).
   a) *Zellplasma.*
   b) *Flüssigkeit in den Zellorganellen* (Mitochondrien, Lysosome, endoplasmatisches Reticulum usw.).
2. *Extrazelluläre Flüssigkeit* (außerhalb der Zellen).
   a) *Flüssigkeit im Zwischenzellraum* (Interstitium, Bindegewebe, Lymphflüssigkeit).
   b) *Blutplasma.*
3. *Transzelluläre Flüssigkeiten.*
   a) *Zerebrospinal-Flüssigkeit* (Gehirn und Rückenmark).
   b) *Flüssigkeit in Augenkammern* und im *Glaskörper des Auges* (dieser besteht zu 99 Prozent aus Wasser).
   c) *Gelenkflüssigkeit.*
   d) *Fruchtwasser.*
   e) *Bauchwasser.*
   f) *Herzbeutelwasser* (Perikard-Flüssigkeit).
   g) *Pleura-Flüssigkeit* (zwischen Brustfell und Bauchfell).
4. *Flüssigkeit im Verdauungstrakt.*
   a) *Zugeführte Flüssigkeiten* (Wasser, Getränke, Speisen).
   b) *Sekrete der Verdauungsorgane* (Speicheldrüsen, Bauchspeicheldrüse, Gallenflüssigkeit).
   c) *Schleimbildung der Verdauungsorgane* (Schleimhaut von Mund, Rachen, Speiseröhre, Magen und Darm).
5. *Flüssigkeit im Harntrakt* (Nieren, Harnleiter, Harnblase, Harnröhre).
6. *Tränenflüssigkeit der Augen.*
7. *Schleimbildung der Nasenschleimhaut.*
8. *Schweiß.*

9. *Milch* (stillende Mutter).
10. *Scheidensekret.*
11. *Samenflüssigkeit.*
12. *Ohrenschmalz.*

Die *Zellmembran* trennt den *Intrazellulärraum* (Zellplasma in Raum 1) vom *Extrazellulärraum* (extrazelluläre Flüssigkeit in Raum 2).

Die *Wand der kapillaren Blutgefäße* besteht aus einer Schicht von Endothelzellen (flache flächenförmige Zellen) und trennt den *Extrazellulärraum* (Raum 2a) vom *Blutplasma* (Raum 2b).

Die *Blut-Hirn-Schranke* trennt die *Zerebrospinal-Flüssigkeit* im Gehirn (Raum 3a) vom Blut (Raum 2b).

Die *Aufnahme von Wasser und Nährstoffen* erfolgt hauptsächlich im Dünndarm, zu einem kleinen Teil bereits im Magen und zum Teil auch im Dickdarm. Die Darmwand trennt den Darminhalt vom Blut. Bei der *transzellulären Aufnahme* müssen Wasser und Nährstoffe drei Membranen überwinden: Die *erste* Zellmembran, um in die Darmzelle hineinzugelangen; die *zweite* Zellmembran, um aus der Darmzelle wieder herauszukommen. Und *drittens* muß die Kapillarwand der Blutgefäße überwunden werden (Übergang vom Darm in Raum 1, danach in Raum 2a und schließlich 2b). Bei der *parazellulären Aufnahme* sickern Wasser und Nährstoffe zwischen Darmzellen hindurch und müssen nur die Kapillarwand der Blutgefäße durchdringen.

Die *Ausscheidung von Wasser, überschüssigen Elektrolyten und Stoffwechselgiften* erfolgt vor allem über die Nieren. Auch hier sind Membranen zu überwinden. Die notwendigen Stoffe werden aus dem Primärharn zurückgewonnen.

Aufbau der Zellmembranen

Die Zellmembranen bestehen aus drei Schichten (von innen nach außen):

1. *Peripheres Zytoskelett.* – Dieses Zellgerüst besteht aus einer dicken und dichtgepackten Matrix von Filamenten (räumlich vernetztes Fadenwerk) mit einer negativen Ladung an der Oberfläche der Filamente (Fäden).
2. *Phospholipid-Doppelschicht.* – Diese Schicht ist wasserabweisend (hydrophob).
3. *Glykokalix.* – Eine dicke Schicht, bestehend aus Glykoproteinen, Proteoglykanen und Glykolipiden. Einige dieser Verbindungen sind in der Phospholipid-Doppelschicht verankert, manche sogar im peripheren Zytoskelett. Die Glykokalix ist negativ geladen.

Die Zellmembran ist undurchlässig für alles, selbst für kleine Wasser-Moleküle, für kleine Ionen und sogar für Protonen (Wasserstoff-Ionen). Nur an beschädigten offenen Stellen durchdringen Ionen und Moleküle die Zellmembran.

Die *Phospholipid-Doppelschicht* in der Mitte ist durchsetzt von einer Vielzahl von *Rezeptoren, Transportern, Ionen-Kanälen* und *Ionen-Pumpen* sowie anderen Molekülen, die zum Großteil auch durch die äußere Glykokalix reichen, einige sogar durch das innere periphere Zytoskelett. Die Transporter, Kanäle und Pumpen sorgen für den Austausch von Stoffen über die Zellmembran.

Zellmembranen sind in ihrem Inneren wasserabweisend (hydrophob). Damit ist Wassermolekülen der Durchtritt durch die Zellmembran versperrt. Nur zu einem sehr geringen Anteil diffundieren Wassermoleküle über Leckstellen durch die Zellmembran.

Den Durchtritt von Wassermolekülen ermöglichen *Aquaporine*. Das sind Proteine, die Wasserkanäle in der Zellmembran bilden. Ein Aquaporin bildet einen gewundenen Kanal, dessen Wände ein elektrisches Feld erzeugen. Elektrisch neutrale Wassermoleküle passieren diese Kanäle ungehindert, bis zu 3 Milliarden Wassermoleküle pro Sekunde durch jeden Kanal. Positiv geladenen Protonen (H^+) hingegen wird der Durchtritt versperrt, ebenso den negativ geladenen Hydronium-Ionen (OH^-). Auch Elektrolyte können die Aquaporine nicht passieren (z.B. Na^+, Cl^-, K^+).

Normale Aquaporine sind reine Wasserkanäle, also nur für Wassermoleküle geöffnet. Außerdem gibt es *Aquaglyceroporine*, die neben Wasser auch organische Moleküle durchlassen, wie Glycerin, Harnstoff und Ethanol (Alkohol). Bestimmte Aquaporine sind offen für Kohlenstoffdioxid (CO_2), das bei der Oxidation in den Zellen anfällt.

Aquaporine ermöglichen den Fluß von Wasser durch Membranen. Außerdem wird ein pH-Unterschied zwischen den Zellen und dem Zwischenzellraum aufrechterhalten, weil H^+ und OH^- am Durchtritt gehindert werden.

Aquaporine sind unter anderem notwendig für die Funktion der Nieren. So wird der *Primärharn* (160 bis 200 Liter pro Tag) auf 1 bis 3 Liter *Sekundärharn* konzentriert. Dabei scheiden die Nieren mit dem Wasser auch Harnstoff, Harnsäure und Kreatinin aus. Knappe lebensnotwendige Elektrolyte werden weitgehend zurückgehalten und nur der Überschuß ausgeschieden.

PETER AGRE und RODERICK MACKINNON erhielten 2003 den Chemie-Nobelpreis für ihre Erforschung der Aquaporine.

Ionen-Kanäle und Ionen-Pumpen

Es gibt Aquaporine, die nur die kleinen Wassermoleküle durchlassen. Es gibt auch Aquaglyceroporine für größere neutrale Moleküle, die offen für große und kleine neutrale Moleküle sind. Deshalb sind diese Kanäle ebenfalls für Wasser offen.

Außerdem gibt es Kanäle für *positiv* geladene Ionen (*Kationen*) und solche für *negativ* geladene Ionen (*Anionen*). In beiden Fällen gibt es Kanäle für kleine Ionen, aber auch größere Kanäle, die kleine und größere Ionen durchlassen. Je größer die Öffnung des Kanals, desto weniger spezifisch ist der Kanal hinsichtlich der Größe der Ionen. Einige Kanäle können an einer Seite, andere Kanäle wiederum an beiden Seiten verschlossen werden, wie bei einer Schleuse.

Die Ionen durchfließen die geöffneten Kanäle vom Flüssigkeitsraum mit hoher Konzentration in den Raum mit niedriger Konzentration, sofern dem nicht andere Kräfte entgegenwirken.

Außerdem gibt es Ionen-Pumpen, die Ionen in die entgegengesetzte Richtung pumpen, von dem Flüssigkeitsraum mit niedriger Konzentration in den Raum mit hoher Konzentration. Dabei wird viel Energie verbraucht.

Es gibt eine Natrium-Kalium-Pumpe, die K^+ in die Zellen und zugleich Na^+ aus den Zellen pumpt. Weiterhin verfügt die Zellmembran über Pumpen für Chlorid, Kalzium, Magnesium, Bikarbonat, Hydrogen-Ionen und so weiter. Insgesamt gibt es über hundert verschiedene Kanäle und fünfzig unterschiedliche Ionen-Pumpen.

Doch die Zellen wären überfordert, ihren Elektrolyt-Haushalt mit Ionen-Pumpen zu bewahren, einfach weil über undichte Stellen zu viele Ionen in die Zellen strömten, die nicht in die Zellen gehören, während zu viele Ionen aus den Zellen verlorengingen. Zudem sind die Kanäle mit größerer Öffnung nicht spezifisch genug, das heißt, es gibt immer einen Leckstrom von kleinen Ionen, die am Durchfluß nicht gehindert werden können. Ein Wasserstoff-Ion H^+ mißt nur 50 pm (Picometer) im Durchmesser (mit *Hydrathülle* etwas mehr), ein Natrium-Ion Na^+ erfordert mit Hydrathülle eine Kanalöffnung von 300 bis 500 pm. Größere Kationen brauchen eher eine Öffnung in der Größenordnung von 1000 bis 2000 pm. Solche Kanäle sind offen für alle kleinen Ionen. Um diese kleinen Ionen wieder zurückzupumpen, sind enorme Stoffmengen zu bewältigen, was unmöglich ist, zumal den Zellen die dafür notwendige Energie fehlt. So würde allein die Natrium-Pumpe 30 bis 50 Prozent der Zellenergie verbrauchen (POLLACK 2001, 15 f.).

Allein aus energetischen Gründen können Ionen-Pumpen nur die Feinsteuerung übernehmen, um in den Zellen die optimale Elektrolyt-Konzentration aufrechtzuerhalten.

Zellen bewahren ihre Elektrolyt-Konzentration, selbst wenn die Zellmembran punktiert und porös wird. Bei Herzmuskelzellen kann bei bis zu 20 Prozent der Zellen die Membran beschädigt sein, bei normalen Muskelzellen können es 5 bis 30 Prozent sein. Auch abgestorbene Zellen bewahren mitunter stundenlang ihre Elektrolyt-Konzentration (POLLACK 2001, 25 ff.). Was ist der Grund dafür?

Das Zellplasma, die Flüssigkeit in der Zelle, ist weniger eine Flüssigkeit, sondern vielmehr ein Gel, eine *Protein-Ionen-Wasser-Matrix*. Das Wasser in dieser Matrix ist durch die elektrische Ladung der vielen Grenzflächen der Proteine und Makromoleküle strukturiert. Hinzu kommen die Filamente des Zytoskeletts, die ebenfalls elektrisch geladen sind. Ionen diffundieren in diesem strukturierten Wasser langsamer als in normalem Wasser. Die Ionen sind eingebunden in diese Matrix von Proteinen, wo sie sich kaum bewegen können. Die Ionen werden im Gel der Protein-Ionen-Wasser-Matrix festgehalten. – Diese gelartige Matrix gleicht dem Eiklar.

Die *Hofmeister-Reihe (Lyotrope Serie)* beschreibt eine empirisch ermittelte Reihenfolge von Ionen gemäß ihrer Neigung zur Ausfällung und Annäherung an in Wasser gelöste Proteine und andere Makromoleküle. Unter den biologisch relevanten (positiv geladenen) Kationen gilt diese Reihenfolge: K^+, Na^+, Mg^{2+}, Ca^{2+}. – Dabei hat K^+ die höchste und Ca^{2+} die geringste *hydrophobe Wirkung*.

K^+ hat demnach unter den vier genannten Kationen die höchste Neigung, sich den negativ geladenen Proteinen und Makromolekülen in der Zelle anzunähern und anzulagern. Deshalb herrscht in der Protein-Ionen-Wasser-Matrix der Zelle das Elektrolyt K^+ vor, während Na^+ aus der Zelle gedrängt wird. Auch Mg^{2+} kann sich nur deshalb in der Zelle halten, weil es an bestimmte Proteine gebunden ist. – K^+ ist dabei in der Nähe von negativ geladenen Proteinen konzentriert. Es gibt also auch in den Zellen entsprechende Konzentrationsunterschiede an K^+.

Das negativ geladene Anion Cl^- steht in der Hofmeister-Reihe noch weiter links als K^+ (noch stärkere hydrophobe Wirkung). Da Chlorid jedoch negativ geladen ist, wird dieses Ion von den negativ geladenen Proteinen abgestoßen und aus der Zelle gedrängt. Deshalb ist Cl^- neben Na^+ außerhalb der Zelle konzentriert. – Auf diese Weise wird das Elektrolyt K^+ in die Zellen gebracht, während Na+ und Cl^- aus den Zellen befördert werden und als extrazelluläre Elektrolyte wirken. Selbst wenn die entsprechenden Kanäle geöffnet sind, bleiben die Ionen weitgehend in ihren Flüssigkeitsräumen. Es bedarf keiner energieverbrauchender Pumpen, um das Elektrolyt-Gleichgewicht aufrechtzuerhalten.

Dem interessierten Leser seien zwei Bücher von Professor Gerald Pollack empfohlen: *Cells, Gels and the Engines of Life. A new, unifying approach to Cell Function* (noch nicht in deutscher Übersetzung erhältlich), sowie *Wasser – viel mehr als H_2O* (der Originaltitel: *Fourth Phase of Water: Beyond Solid, Liquid & Vapor* – Der vierte Aggregatzustand des Wassers, jenseits von fest, flüssig und gasförmig).

Der Stoffaustausch über die Zellmembranen ist komplex. Es wäre verfehlt, die Zellmembran als eine halbdurchlässige Membran anzusehen und den Flüssigkeitsraum innerhalb und außerhalb der Zellen mit dem Modell der Osmose beschreiben zu wollen. Dennoch ist es aus Gründen der Vereinfachung zulässig, das Modell der Osmose zu benutzen.

Wasser kann die Zellmembranen ungehindert durchdringen, und zwar über die Wasserkanäle, die Aquaporine und Aquaglyceroporine. Letztere sind auch offen für Kohlenstoffdioxid, Glycerin, Harnstoff, Ethanol. Diese Stoffe sind deshalb ohne osmotische Wirksamkeit, sie erzeugen also keinen osmotischen Druck und üben keine Wasserverschiebung aus.

Die Elektrolyte K^+, Na^+ und Cl^- sind osmotisch wirksam, da sie nur in geringer Menge über Ionen-Kanäle durch die Zellmembran fließen und in geringer Menge über Ionen-Pumpen in die andere Richtung befördert werden (Natrium-Kalium-Pumpe, Chlorid-Pumpe).

Glukose-Moleküle (180 g/mol) müssen aktiv über Glukose-Transporter durch die Zellmembran befördert werden. Mittels Insulin werden diese Transporter aktiviert. Damit sind auch Glukose- und andere Zuckermoleküle osmotisch wirksam, ebenso Aminosäuren und Proteine.

Das osmotische Gleichgewicht zwischen den Zellen und ihrer Umgebung

Zwischen den Zellen und ihrer Umgebung herrscht ein osmotisches Gleichgewicht, das überwiegend durch Kalium-, Natrium- und Chlorid-Ionen bewirkt wird. Bei einem Ungleichgewicht dieser Elektrolyte strömt sofort Wasser in die Zellen oder aus ihnen heraus, bis sich die Konzentration osmotisch wirksamer Substanzen angeglichen hat. Auch die Konzentration an Zucker und Protein hat Einfluß.

Bei erhöhter Konzentration osmotisch wirksamer Stoffe im Zwischenzellraum (z.B. bei Herzinsuffizienz, Leberzirrhose oder Salzüberlastung) fließt Wasser in den Zwischenzellraum und es bildet sich ein Ödem. Gleiches passiert bei verminderter Konzentration im Blutplasma (z.B. Proteinmangel im Blut mit der Folge eines Hungerödems).

Zu vernachlässigen ist der Einfluß von Kalzium (außerhalb der Zellen konzentriert) und Magnesium (innerhalb der Zellen) auf das osmotische Gleichgewicht, weil deren Konzentration gering ist und beide zu einem Großteil an Proteine gebunden sind (Seite 54). Die Aktivierung von Nerven- und Muskelzellen erfolgt durch Öffnung der Kalzium-Kanäle und dem blitzschnellen Einströmen von Kalzium-Ionen, die auch wieder sofort aus den Zellen herausgepumpt werden. Das geschieht mittels Ionen-Kanälen, die von magnesiumabhängigen Enzymen betrieben werden.

Im Zellstoffwechsel fallen laufend Makromoleküle an (meist Anionen). Diese werden mittels Ionen-Pumpen aus den Zellen befördert. Ansonsten würde sich in den Zellen die osmotische Konzentration erhöhen, wodurch Wasser in die Zellen gezogen würde und diese anschwellen würden.

Die osmotische Konzentration

Osmolarität. – Die Konzentration osmotisch wirksamer Teilchen (Stoffmenge pro *Volumen*einheit). Sie liegt extrazellulär bei 290 bis 295 mmol/l (Optimalwert).

Osmolalität. – Konzentration osmotisch wirksamer Teilchen (Stoffmenge pro *Masse*einheit, angegeben in mmol/kg).

Tonizität

Tonizität (griechisch *τόνος tónos* – Spannung, Anspannung) ist ein qualitatives Maß für den Gradienten, den Unterschied der Konzentration osmotisch wirksamer Substanzen zwischen zwei Lösungen.

Biomembranen sind wegen der Aquaporine und Aquaglyceroporine offen für Wasser und Kohlenstoffdioxid, für Alkohol, Harnstoff, Glycerin und Aceton. Diese Stoffe sind damit nicht osmotisch wirksam.

Isoton sind zwei Lösungen, wenn die osmotische Konzentration gleich ist. – *Hyperton* ist eine Lösung, wenn sie gegenüber einer anderen eine höhere osmotische Konzentration aufweist. – *Hypoton* ist eine Lösung, wenn sie gegenüber einer anderen eine niedrigere osmotische Konzentration hat.

Die intrazelluläre Flüssigkeit (Zellplasma) verhält sich isoton gegenüber der extrazellulären Flüssigkeit des Zwischenzellraums und des Blutplasmas. Die Konzentration an osmotisch wirksamen Substanzen befindet sich im Gleichgewicht zwischen beiden Räumen.

Isotonisch ist ein Getränk, dessen osmotische Konzentration gleich der des Blutplasmas ist. *Hypertonisch* ein Getränk, dessen osmotische Konzentration über der des Blutplasmas liegt. *Hypotonisch* dagegen, wenn sich die osmotische Konzentration unter der des Blutplasmas befindet. – Gleiches gilt für Speisen im verflüssigten (gekauten und vorverdauten) Zustand.

Reines Wasser ist das ideale Getränk zur Überwindung eines Wasserdefizits (extrem hypotonisch), weil es fast keine osmotisch wirksamen Substanzen enthält.

Mineralwasser enthält je nach Sorte eine beachtliche Menge an gelösten Mineralstoffen, also an osmotisch wirksamen Elektrolyten. Je höher die osmotische Konzentration im Mineralwasser, desto schlechter ist es geeignet zur Überwindung eines Wasserdefizits und zum Löschen des Durstes. Zu bevorzugen ist deshalb reines Trinkwasser oder mineralarmes Wasser.

Meerwasser ist hingegen stark hypertonisch. Beim Trinken von Meerwasser wird das Wasserdefizit des Organismus und damit der Durst verstärkt, weil die Konzentration osmotisch wirksamer Substanzen im Meerwasser über 600 mmol/l liegt, gegenüber 290 mmol/l im Blut. – Die Konzentration an Natrium im Meerwasser ist über dreimal so hoch wie im Blut, Chlorid hat im Meerwasser eine sechsfach höhere Konzentration als im Blut. Meerwasser ist deshalb nicht zum Durstlöschen geeignet, weil im Blut die Konzentration an Natrium und Chlorid durch den Wasserverlust ohnehin schon zu weit angestiegen ist.

Isotonische Getränke enthalten pro Liter 1 bis 2,5 Gramm Natriumchlorid (400 bis 1000 mg Natrium), in geringer Menge andere Mineralstoffe sowie 60 bis 80 Gramm Zucker.

Bier ist in etwa isotonisch; einige Sorten liegen leicht darüber, andere etwas darunter. Verantwortlich dafür ist vor allem der hohe Gehalt an Malzzucker (3 bis 5 g auf 100 Gramm), ferner der Gehalt an Kalium. Isotonisches Bier kann literweise getrunken werden, ohne die osmotische Konzentration im Blut zu senken. Dennoch ist Bier zur Ausschwemmung überschüssigen Natriums und Chlorids geeignet, weil Bier nur 3 bis 5 mg Natrium und 12 bis 15 mg Chlorid enthält, aber 50 bis 70 mg Kalium pro 100 Gramm und viel Wasser. Aus diesem Grunde ist Bier ein beliebtes Getränk nach salzhaltigen Mahlzeiten.

Der Alkohol im Bier ist nicht osmotisch wirksam, weil er zusammen mit dem Wasser die Darmwand durchdringt. Alkoholfreies Bier ist gleichermaßen isotonisch.

Das Trinken von Bier stillt zunächst den Durst. Überschüssiges Wasser wird über die Nieren ausgeschieden. Danach schlägt die dehydrierende Wirkung des Alkohols durch, indem die Bildung des *antidiuretischen Hormons* (ADH) gehemmt und vermehrt Wasser über die Nieren ausgeschieden wird, obwohl Wasser knapp ist. Die Folge ist ein Wasserdefizit. Der damit entstehende Durst wird gern mit einer weiteren Flasche Bier gelöscht. Die dehydrierende Wirkung des Alkohols verführt also zum übermäßigen Biertrinken (mehr dazu in unserem Buch *Wasser für unsere Gesundheit*).

Cola und *Limonade*, aber auch *Fruchtsäfte* und *Energiegetränke* enthalten viel Zucker, wodurch diese hypertonisch sind, obwohl sie fast kein Natrium und Chlorid enthalten.

Brutto- und Netto-Tonizität

Die *Brutto-Tonizität* bezieht sich auf die Konzentration osmotisch wirksamer Substanzen in der *zugeführten* Flüssigkeit, die *Netto-Tonizität* darauf, inwieweit diese Substanzen *aufgenommen* werden.

Natrium und *Chlorid* werden wegen ihrer guten Löslichkeit schnell und nahezu vollständig resorbiert (zu 95 bis 100 Prozent). Die Aufnahmerate ist unabhängig von der zugeführten Menge, jedoch abhängig vom Bedarf. Bei Knappheit werden 100 Prozent des zugeführten Natriums und Chlorids aufgenommen.

Die Aufnahme von *Kalium* erfolgt ebenso schnell und mit hoher Effizienz (zu über 90 Prozent), größtenteils parazellulär durch passive Diffusion (zwischen den Schleimhautzellen des Dünndarms).

Kalzium und *Magnesium* werden im Dünndarm kaum durch passive Diffusion aufgenommen. Entscheidend ist die aktive transzelluläre Aufnahme (durch die Schleimhautzellen des Dünndarms) mittels aktivem Vitamin D. Die Aufnahmequote von Kalzium und Magnesium ist relativ gering im Vergleich zu Natrium, Kalium und Chlorid.

Zucker, Fettsäuren und Aminosäuren werden nahezu vollständig aufgenommen. Die Geschwindigkeit der Aufnahme hängt von vielen Faktoren ab. Faserstoffe verlangsamen die Aufnahme. Deshalb wird der Zucker in Apfelsaft etwa zehnmal schneller aufgenommen als beim Verzehr der gleichen Menge Äpfel.

Wird Zucker mit zeitlicher Verzögerung aufgenommen, so wirkt dieser anfangs osmotisch, solange er sich noch im Darm und nicht im Blut befindet. Nach und nach wird er vom Darm ins Blut befördert. Damit sinkt die Konzentration osmotisch wirksamer Substanzen im Darm, während sie im Blut ansteigt.

Das Trinken zuckerhaltiger Getränke (Cola, Limonade, Fruchtsäfte) und der Verzehr saftiger Früchte (viel Wasser und Zucker) hat folgende Effekte: Zuerst wird dem Gehirn signalisiert, daß Flüssigkeit zugeführt wird. Der Durst läßt nach, obwohl noch gar kein Wasser im Blut angekommen ist. Danach diffundiert das Wasser ins Blut, dessen Konzentration an osmotischen Substanzen sich verringert und normalisiert. Der Durst verschwindet. Das zuckerhaltige Getränk wird als Durstlöscher wahrgenommen. Doch anschließend steigt der Zuckergehalt im Blut an und der Durst kehrt zurück, weil mit dem Zucker die Konzentration osmotisch wirksamer Substanzen im Blut ansteigt. Dann wird wieder getrunken und der Zyklus wiederholt sich.

Zuckerhaltige Getränke sind deshalb nicht zum Durstlöschen geeignet. Denn bei Flüssigkeitsverlust (etwa durch Schwitzen) wird wiederholt getrunken, ohne den Durst nachhaltig zu löschen. Dies führt zur Überlastung mit Zukker, fördert langfristig die Entstehung von Übergewicht, Diabetes und anderen Stoffwechselstörungen. Die Zähne werden durch Karies gefährdet.

Das optimale Getränk bei Wasserdefizit ist reines Wasser. Damit wird der Durst nachhaltig gelöscht. Bei reinem Wasser hat man ein gutes Gefühl dafür, wann das Flüssigkeitsdefizit ausgeglichen ist. Süße Getränke dagegen kann man wiederholt in großer Menge trinken, ohne den Durst wirklich zu löschen.

Abschließend zum *Obst*: Bananen sind nicht zum Durstlöschen geeignet, weil sie zwar viel, aber dennoch zu wenig

Wasser enthalten (75 Prozent), dafür viel Zucker (20 bis 22 Gramm auf 100 Gramm), also über 200 Gramm pro Kilogramm Bananen (ohne Schale). Saftige Früchte enthalten etwa 90 Prozent Wasser, aber zumeist auch eine beachtliche Menge an Zucker: Der Vorteil: Dieser Zucker aus ganzen Früchten wird relativ langsam aufgenommen, weil Faserstoffe die Aufnahme verzögern. Der Anstieg des Blutzuckerspiegels erfolgt langsamer. Leber- und Muskelzellen haben mehr Zeit, den Zucker im Blut aufzunehmen und als Glykogen zu speichern, sofern sie über freie Aufnahmekapazität verfügen. Deshalb kann mit saftigen Früchten durchaus ein Wasserdefizit überwunden und der Durst gelöscht werden.

Allerdings ist es besser, bei Wasserdefizit zuerst reines Wasser zu trinken, um den Durst zu löschen, und erst danach die saftigen Früchte zu essen.

Kapitel 2

Der Elektrolyt-Haushalt des Menschen

Elektrolyte sind Stoffe, die im festen, flüssigen oder gelösten Zustand in Ionen dissoziiert (aufgespalten) sind und sich unter Einwirkung eines elektrischen Feldes gerichtet bewegen.

Volumen und Wassergehalt in den einzelnen Flüssigkeitsräumen des Organismus werden mit Hilfe von Elektrolyten reguliert. Auch osmotisch wirksame Zucker-Moleküle, Proteine und andere Makromoleküle haben darauf Einfluß.

Der Elektrolyt-Haushalt

Bezüglich des Elektrolyt-Haushaltes ist zu unterscheiden zwischen den nachfolgend genannten *Flüssigkeitsräumen* (Seite 28):

- *Intrazelluläre Flüssigkeit* (Zellplasma). – Etwa 60 Prozent des Körperwassers befindet sich in den Zellen.
- *Extrazelluläre Flüssigkeit.* – Die übrigen 40 Prozent des Körperwassers befinden sich außerhalb der Zellen, davon drei Viertel im Bindegewebe (Interstitium, einschließlich Lymphflüssigkeit) und ein Viertel im Blutplasma.

- *Transzelluläre Flüssigkeit.* – Dabei handelt es sich um Körperwasser jenseits der Gewebe: Zerebrospinal-Flüssigkeit (etwa ein Liter in Gehirn und Rückenmark), die Flüssigkeit in den Augenkammern und im Glaskörper des Auges (der Glaskörper besteht zu 99 Prozent aus Wasser), die Gelenkflüssigkeit, das Fruchtwasser, Bauchwasser, die Perikard-Flüssigkeit (Herzbeutelwasser).

Die Elektrolyte im Organismus

Die physiologisch wichtigsten *Kationen* sind Natrium (Na^+), Kalium (K^+), Kalzium (Ca^{2+}) und Magnesium (Mg^{2+}); die wichtigsten *Anionen* sind Chlorid (Cl^-), Phosphat (PO_4^{3-}) und Hydrogenkarbonat (HCO^{3-}). Besondere Bedeutung für das osmotische Gleichgewicht zwischen der intrazellulären und extrazellulären Flüssigkeit haben K^+ (innerhalb der Zellen) sowie Na^+ und Cl^- (außerhalb der Zellen).

Natrium

Natrium ist in den Zellen konzentriert: 135 bis 148 mmol/l. Optimal sind nur 135 bis 140 mmol/l. Werte über 140 mmol/l ergeben sich bei übermäßiger Zufuhr von Natriumchlorid (Seite 81). – Natrium stellt über 95 Prozent der Kationen der extrazellulären Flüssigkeit.

Der Strom von Na^+ durch spannungsabhängige Kanäle der Zellmembran ist notwendig für die Erzeugung und Weiterleitung von Aktionspotentialen der Muskel- und Nervenzellen.

Ausgeschieden wird Na^+ über Nieren, Darm und Schweißdrüsen, reguliert durch das *antidiuretische Hormon* (ADH), *Angiotensin, Aldosteron* und *natriuretische Peptide*.

Schaffen es die Nieren nicht schnell genug, überschüssiges Natrium zu eliminieren, verbleibt es in der extrazellulären Flüssigkeit (auch im Blut), erhöht Blutvolumen und Blutdruck. Bei deutlicher Erhöhung des extrazellulären Flüssigkeitsvolumens entsteht ein Ödem (Anschwellung durch zu viel Gewebewasser). Zugleich strömt Wasser aus den Zellen in die extrazelluläre Flüssigkeit, was zur Dehydration der Zellen führt.

Bei *Hypernatriämie* befindet sich zu viel Natrium im Blutplasma. Die kritische Grenze wird meist bei 148 mmol/l gezogen. Doch das Blutplasma enthält bereits ab 140 mmol/l zu viel Natrium (Seite 77).

Ein dauerhaft erhöhter Insulinspiegel bei Insulinresistenz und Diabetes Typ II führt zu einem höheren Natrium-Gehalt im Binde- und Muskelgewebe, und damit zu einer höheren Wasserkonzentration in diesen Geweben, ersichtlich am aufgeschwemmten und weichen Muskelgewebe. Ein niedriger Insulinspiegel (bei gesunder Bauchspeicheldrüse) verleiht hingegen den Muskeln auch im Ruhezustand Festigkeit und läßt sie unter der Haut deutlich hervortreten, sofern genug Muskelmasse vorhanden ist.

Natriummangel im Blutplasma (*Hyponatriämie*) und in den übrigen extrazellulären Flüssigkeiten kann verursacht werden durch Behandlung mit Diuretika (entwässernde Medikamente), häufiges Erbrechen oder anhaltenden Durchfall (Unverträglichkeit von Nahrungsmitteln, Amöbenruhr, Cholera). Ein weiterer Grund ist die übermäßige Wasserzufuhr in kurzer Zeit (deutlich über einen Liter), so daß die

Nieren außerstande sind, diese Wassermenge schnell genug auszuscheiden (gesunde Nieren können 15 bis 20 ml Urin pro Minute bilden, also 1 bis 1,2 Liter pro Stunde). Kritisch ist auch die Zufuhr großer Wassermengen im stark dehydrierten Zustand. Um einen Abfall der Natrium-Konzentration im Blut zu vermeiden, ist in solchen Ausnahmefällen die wohldosierte Zufuhr von Natriumchlorid mit dem Wasser erforderlich.

Kalium

Kalium ist intrazellulär für etwa 90 Prozent der Elektrolyt-Konzentration verantwortlich. Mit Hilfe von Kalium wird Wasser in den Zellen gehalten und ein optimales Zellvolumen bewahrt.

In den Zellen liegt die K^+-Konzentration bei 140 mmol/l, außerhalb der Zellen, im Zwischenzellraum und im Blut zumeist nur bei 4 mmol/l. Der Kaliumspiegel im Blut wird vor allem durch *Aldosteron* reguliert.

Durch das Einströmen von K^+-Ionen in die Zellen diffundieren H^+-Ionen (Protonen) aus den Zellen heraus, wodurch in den Zellen das Säure-Basen-Gleichgewicht bewahrt wird.

Kalium ist notwendig zur Herstellung des Ruhepotentials und zur Repolarisation an der Membran von Muskel- und Nervenzellen. Das erfordert die exakte Einhaltung der optimalen Kalium-Konzentration in den Zellen.

Kaliummangel in den Zellen kann entstehen durch zu geringe Kaliumzufuhr, mehrfaches Erbrechen und anhaltenden Durchfall, durch Mangel an Magnesium in den Zellen, übermäßige Aldosteron-Ausschüttung oder Behandlung mit bestimmten Diuretika. Kaliummangel in den Zellen muß nicht zwangsläufig mit einem zu geringen Kaliumspiegel im Blut einhergehen (*Hypokaliämie*). – Die Folgen eines Kaliummangels in den Zellen sind Muskelermüdung, schlechte Muskelfunktion, Lähmung, geistige Verwirrung, starker Harndrang, oberflächliche Atmung, Veränderung im Elektrokardiogramm. Ein Kaliumdefizit ist lebensbedrohlich und kann zum Tod durch Herzstillstand führen.

Kaliumüberlastung im Blut (*Hyperkaliämie*) und in den Zellen kann verursacht werden durch Überdosierung bei Infusionen, Aldosteron-Defizit (Morbus Addison) oder Nierenversagen. – Die Folgen: Reizbarkeit, Übelkeit, Erbrechen, Durchfall, Muskelschwäche; kann zu Herzkammerflimmern und zum Tod durch Herzstillstand führen.

Kalzium und Magnesium

Kalzium. – Ist extrazellulär konzentriert, je zur Hälfte frei und an Proteine gebunden. In den Zellen befindet sich fast kein freies Kalzium. Das Konzentrationsverhältnis von den Zellen zu ihrer Umgebung liegt bei etwa 1:10 000. Durch das Einströmen von Ca^{2+} über geöffnete Kalziumkanäle werden Zellen aktiviert (z.B. Nerven- und Muskelzellen). Die Nerven- und Muskelfunktion ist davon abhängig.

Magnesium. – Ist intrazellulär konzentriert. Der Einstrom von Kalzium-Ionen in die Zellen ist von der Magnesium-Konzentration in den Zellen abhängig. Die eingeströmten Kalzium-Ionen werden sofort wieder aus der Zelle herausgepumpt mittels magnesiumabhängiger Enzyme, um aktivierte

Nerven- und Muskelzellen wieder ruhigzustellen, wodurch sich die angespannte Muskulatur wieder entspannt.

Magnesium aktiviert etwa dreihundert Enzyme und übt damit einen tiefgreifenden Einfluß auf unzählige Stoffwechselprozesse aus.

Kalzium ist für die osmotische Konzentration innerhalb und außerhalb der Zellen ohne Bedeutung. Magnesium in den Zellen ist gleichfalls an Proteine gebunden und praktisch ohne osmotische Wirksamkeit.

Weit verbreitet in den westlichen Industrieländern ist Kalziumüberlastung aufgrund reichlicher Zufuhr von Milch, Käse, Quark und Joghurt. Verstärkt wird die Überlastung durch Einnahme von Kalzium-Präparaten. Damit wird nichts gegen Osteoporose ausgerichtet und der Knochenschwund sogar noch gefördert! Anhaltende Kalziumüberlastung vermindert die Lebenserwartung in dramatischer Weise (zehn Jahre und mehr, also vergleichbar mit dem Rauchen).

Bei Magnesium ist hingegen Mangel verbreitet. Ein anhaltender Mangel bewirkt eine Verminderung der Lebenserwartung (ausführlich zu Kalzium und Magnesium in unserem Buch *Osteoporose als Folge fehlerhafter Ernährung und Lebensweise. Über die Irrtümer der Osteoporose-Medizin und die Kunst, gesund zu bleiben*).

Die besten Quellen für Kalzium und Magnesium sind Obst und Gemüse. Damit wird auch eine gute Versorgung mit Kalium gewährleistet.

Phosphat

Phosphat ist in den Zellen konzentriert und größtenteils an Proteine gebunden. Phosphat dient intrazellulär als Puffer und erfüllt viele biologische Funktionen. Für die Bilanz osmotisch wirksamer Stoffe innerhalb und außerhalb der Zellen ist Phosphat ohne Bedeutung.

Überlastung mit Phosphat (z. B. über Wurst) beschleunigt die Alterung (mehr dazu in unserem Buch *Osteoporose als Folge fehlerhafter Ernährung und Lebensweise*).

Chlorid

Chlorid ist extrazellulär konzentriert, im Blut in einer Konzentration von 95 bis 105 mmol/l.

Unter den extrazellulär osmotisch wirksamen Substanzen steht Chlorid an zweiter Stelle hinter Natrium. Damit trägt Chlorid entscheidend dazu bei, Wasser im extrazellulären Raum zu halten.

Die Aufnahme und Ausscheidung von Chlorid wird in gleicher Weise reguliert wie von Natrium.

Chlorid-Ionen wandern relativ leicht über die Zellmembranen in die Zellen hinein und aus ihnen heraus, weil die meisten Membranen Cl^--Leckstromkanäle und Cl^--Antiporter besitzen. Die negativ geladenen Chlorid-Ionen werden aus den Zellen gedrängt, weil sie von den negativ geladenen Proteinen in den Zellen abgestoßen werden, besonders durch das fadenförmige Netzwerk des Zytoskeletts. Chlorid hilft beim Ausgleich der Anionen-Konzentration zwischen Zellen und ihrer Umgebung, dem Zwischenzellraum.

Eine Ausnahme bilden die roten Blutzellen, in denen Hämoglobin vorherrscht, welches über eine hohe Dichte positiv geladener Aminosäuren verfügt (Lysin, Histidin). Ein Hämoglobin-Molekül ist deshalb nur schwach negativ geladen. Aus diesem Grunde ist das Potential der Zellspannung nur schwach negativ (etwa -10 mV), im Gegensatz zu -90 mV bei den meisten Muskelzellen (POLLACK 2001, 107f.). Diese niedrige Zellspannung erlaubt es Chlorid-Ionen, zwischen den roten Blutzellen und dem Blutplasma ausgleichend hin und her zu wandern, wenn von den Zellen Kohlendioxid (Kohlensäure) aufgenommen und in den Lungen abgeatmet wird. Chlorid hilft, das gleichfalls negativ geladene Hydrogenkarbonat (Bikarbonat) in und außerhalb der Zellen in der richtigen Konzentration zu halten.

Chlorid ist Bestandteil der Magensäure (Salzsäure, HCl).

Mangel an Chlorid im Blutplasma (*Hypochlorämie*) und in den übrigen extrazellulären Flüssigkeiten kann verursacht werden durch Behandlung mit Diuretika, häufiges Erbrechen, anhaltenden Durchfall, übermäßige Wasserzufuhr in kurzer Zeit. – Die Folgen: Muskelkrämpfe, niedriger Blutdruck, stoffwechselbedingte Alkalose, flache Atmung, neuromuskuläre Übererregung (Kribbeln, Taubheit, Mißempfindungen).

Chloridüberlastung im Blutplasma (*Hyperchlorämie*), verursacht durch übermäßige Zufuhr von Natriumchlorid, durch Nierenversagen, anhaltende Durchfälle mit großen Verlusten an Bikarbonat, Medikamente (Carboanhydrasehemmer). – Die Folgen: Lethargie, Schwäche, stoffwechselbedingte Azidose, schnelle und tiefe Atmung. Kann bei leichter Form auch ohne Symptome bleiben, allenfalls erkennbar durch hohes Durstgefühl und Muskelschwäche.

Hydrogenkarbonat

Hydrogenkarbonat (Bikarbonat) dient der Pufferung von Säuren. Hydrogenkarbonat ist notwendig für die Aufrechterhaltung des optimalen pH-Wertes im Blut und der Zwischenzellflüssigkeit. Der Verzehr von Obst und Gemüse geht positiv in die Hydrogenkarbonat-Bilanz ein.

Isotonische Kochsalzlösung

Für Infusionen wird die *isotonische Kochsalzlösung* verwendet. Sie enthält 9 Gramm Natriumchlorid pro Liter. Das entspricht einer Konzentration osmotisch wirksamer Stoffe von 308 mmol/l. Im Blutplasma liegt der optimale Wert bei 290 bis 295 mmol/l. Die Konzentration der Lösung weicht somit geringfügig von der des Blutes ab.

Es ist irreführend, hierbei von einer *physiologischen Kochsalzlösung* zu sprechen. Denn deren Konzentration an Natrium und Chlorid liegt bei jeweils 154 mmol/l (zusammen 308 mmol/l), im Blutplasma dagegen für Natrium bei 135 bis 145 mmol/l und Chlorid bei 95 bis 105 mmol/l. Die Natrium-Konzentration der isotonischen Kochsalzlösung liegt also um 10 Prozent über der des Blutes, die Chlorid-Konzentration immerhin um 50 Prozent darüber. Dafür fehlen die anderen Elektrolyte und Bestandteile des Blutes.

Dieses Ungleichgewicht bei Natrium und Chlorid wird gewählt, damit Lösung und Blut die gleiche osmotische Konzentration haben und die Infusion nicht die Konzentration osmotisch wirksamer Stoffe im Blutplasma vermindert.

[mmol/l]	Zellen	Zellzwischen-raum	Blutplasma
	(intrazellulär)	(extrazellulär)	
Natrium	10	143	142
	(7 – 11)	(135 – 148)	(135 – 148)
bei geringem Salzkonsum			132 – 140
Optimum		135 – 140	135 – 140
Kalium	140	4	4
	(120 – 150)		
Kalzium (frei)	0,0001	1,3	1,3
(gebunden)			1,2
Magnesium	2,2 – 3,0	0,7	0,8 – 0,9
Chlorid	3	115	100
bei üblichem Salzkonsum			95 – 105
bei hohem Salzkonsum			95 – 112
Hyd.-karbonat	15	28	25
Phosphat	60	1	1
(freies Ph.)	1		
Sulfat	10	0,5	0,5
organ. Säuren	2	5	4

Die Elektrolyt-Konzentration in Zellen, Zellzwischenraum und Blutplasma [mmol/l].

Zur Bestimmung des Referenzbereiches werden die Werte einer scheinbar gesunden Bevölkerungsgruppe herangezogen. Diese Vorgehensweise ist einfach, aber irreführend, weil es keine Rückschlüsse erlaubt, ob diese Werte optimal sind zur Bewahrung der Gesundheit.

Wer sich viel Natriumchlorid zuführt, mag sich lange Zeit gesund fühlen und gesund erscheinen, doch er wird es nicht bleiben. Lebenslange Salzüberlastung verursacht spätestens im Alter schwerwiegende Erkrankungen (Kapitel 7 bis 9 sowie 11 und 12).

Reichlicher Salzkonsum hat höhere Werte für Natrium und Chlorid im Blutplasma zur Folge. Es ist verfehlt, diese überhöhten Werte bei der Ermittlung der Referenz- und Normwerte zu berücksichtigen.

Die optimale Natrium-Konzentration im Blutplasma liegt bei 135 bis 140 mmol/l, die kritische Grenze bei 140 mmol/l (Seite 77, ausführlich in Kapitel 8). Oberhalb dieses Wertes herrscht Überlastung. Die obere Grenze des Normbereiches darf deshalb nicht bei 145 oder 148 mmol/l festgesetzt werden, wie es üblicherweise geschieht.

Bei der Blutabnahme morgens nüchtern ist zu beachten, daß seit der letzten salzhaltigen Mahlzeit mehr als 12 Stunden vergangen sind, so daß die Nieren über 12 Stunden Zeit hatten, überschüssiges Natrium und Chlorid auszuscheiden. Morgens nüchtern haben die Laborwerte einen 24-Stunden-Tiefstwert erreicht. Der Natrium- und Chlorid-Blutspiegel kann deshalb selbst bei reichlichem Salzkonsum unauffällig im Normbereich liegen, obwohl der Organismus und die Wände der Blutgefäße mit jeder salzhaltigen Mahlzeit einer starken Belastung ausgesetzt werden. Maßgebend ist also das repräsentative 24-Stunden-Profil mitsamt seinen Spitzen nach salzhaltigen Mahlzeiten. Allerdings bleibt das 24-Stunden-Profil im Alltag unbekannt.

Falsch ist die Behauptung, die Zellen hätten die gleiche Salzkonzentration wie das Meerwasser.

Das Wasser der Ozeane enthält etwa 35 Gramm Salz pro Liter, davon zu 86 Prozent NaCl (Seite 118). 35 g NaCl haben eine molare Masse von 58,44 g/mol. Folglich enthalten 1000 g Salzwasser 0,5989 mol NaCl.

Die Dichte des Meerwassers liegt bei 1,025 kg/l (bei 25 °C). Damit entsprechen 1000 g Meerwasser einem Volumen von 0,9756 Liter. Das ergibt 0,614 mol/l NaCl im Salzwasser mit 35 g NaCl pro Liter (also 614 mmol/l, davon je 307 mmol/l Na^+ und Cl^-).

Zum Vergleich die Zellflüssigkeit: Die Konzentration an Natrium beträgt 10 mmol/l und an Chlorid 3 mmol/l (zusammen 13 mmol/l, Tortora 2008, 1207). – Meerwasser hat eine um Faktor 30 höhere Konzentration an Natrium-Ionen und eine um Faktor 100 höhere Konzentration an Chlorid-Ionen.

In 1000 g Meerwasser sind 0,39 g Kalium enthalten. Das ergibt 0,0997 mol Kalium pro 1000 g oder 0,01 mol/l Meerwasser (10 mmol/l). – In den Zellen hingegen liegt die Kalium-Konzentration bei 140 mmol/l; Meerwasser enthält also nur ein 1/14 davon.

Die Elektrolyt-Konzentration der Zellen unterscheidet sich also fundamental von der des Meerwassers, die K/Na-Relation sogar um Faktor 420!

Diese Zahlen verdeutlichen, wie absurd die Behauptung ist, Zellen hätten die gleiche Salzkonzentration wie das Meerwasser. Es besteht also kein Grund für eine erhöhte Salzzufuhr.

Die Natrium- und Chlorid-Konzentration im Blutplasma und im Meerwasser

Die optimale Natrium-Konzentration im Blutplasma beträgt 3100 bis 3200 mg/l (135 bis 140 mmol/l). Meerwasser enthält dagegen 10 700 mg Natrium pro Liter (Natrium-Anteil 30,6 Prozent von 35 Gramm Salz pro Liter Meerwasser). Das Verhältnis der Natrium-Konzentration von Blutplasma zu Meerwasser liegt somit bei 1:3,3.

Die Chlorid-Konzentration im Blutplasma beträgt hingegen 3550 mg/l (100 mmol/l). Im Meerwasser: 19 300 mg/l (Chlorid-Anteil 55,1 Prozent von 35 Gramm Salz pro Liter Meerwasser). – Das Verhältnis der Chlorid-Konzentration von Blutplasma zu Meerwasser liegt folglich bei 1:6.

Die Natrium- und Chlorid-Konzentration von Blutplasma und Meerwasser unterscheidet sich somit um das Drei- und Sechsfache. Wer Meerwasser trinkt, erhöht damit die Natrium- und Chlorid-Konzentration im Blut, verstärkt das Wasserdefizit und steigert dadurch den Durst.

Anmerkung: Die Weltmeere haben einen Salzgehalt von 35 g/l. An der deutschen Ostseeküste enthält das Wasser nur 10 g/l. Doch selbst das ist zu viel, um davon zu trinken.

Isotonische Getränke

Isotonische Getränke enthalten zumeist 1 bis 2,5 Gramm Natriumchlorid pro Liter (400 bis 1000 mg Natrium), in geringer Menge andere Mineralstoffe sowie 60 bis 80 Gramm Zucker, wodurch die gleiche Konzentration osmotisch wirksamer Stoffe wie im Blutplasma erreicht wird.

Wer Sport treibt und dabei stark schwitzt, sollte sich deshalb nicht extra Natriumchlorid zuführen. Bei Überlastung mit Natrium und Chlorid scheidet der Organismus Natrium und Chlorid auch mit dem Schweiß aus und vermindert damit die Überlastung. Es wäre unsinnig, mit einem isotonischen Getränk erneut für eine Überlastung zu sorgen.

Wer knapp mit Natrium und Chlorid versorgt ist, bei dem die Konzentration aber noch im optimalen Bereich liegt, der gibt einen nahezu salzfreien Schweiß ab. Auch in diesem Falle ist ein salzhaltiges isotonisches Getränk unnötig.

Nur bei extremer Dehydration aufgrund starken Schwitzens kann der Organismus zu viel Natrium und Chlorid verlieren, auch über die Nieren. Wird das Wasserdefizit mit reinem Wasser ausgeglichen, muß selbst in diesem Ausnahmefall nur wenig Natriumchlorid zugeführt werden. Dabei genügen meist 1 bis 3 Gramm über salzhaltige Kost gleich nach dem Wassertrinken. Auch frisch gepreßter Gemüsesaft enthält etwas Natrium und Chlorid (Seite 107). Den nach einer Anstrengung notwendigen Zucker führt man sich am besten über Obst zu.

Die Menge von Natrium- und Chlorid-Ionen im extrazellulären Raum bestimmt wesentlich den Wassergehalt im Zwischenzellraum und Blutplasma, damit auch das Volumen des Zwischenzellraumes und des Blutes. Mehr Natrium und Chlorid im Blutplasma steigern Blutvolumen und Blutdruck, sofern der Querschnitt der Blutgefäße unverändert bleibt.

Es gibt *Druckrezeptoren* im rechten Vorhof des Herzens, in der Lunge und im Aortenbogen. Diese signalisieren dem *Hypothalamus* (ein Teil des Zwischenhirns), der *Hirnanhangdrüse* mitzuteilen, mehr oder weniger *antidiuretisches Hormon* (ADH) auszuschütten, und über das *Renin-Angiotensin-Aldosteron-System* den Wasser- und Elektrolyt-Haushalt zu regulieren (gleich mehr dazu).

Der Kaliumgehalt in den Zellen bestimmt wesentlich den Wassergehalt und das Volumen der Zellen. Bei Kaliumverlust schrumpfen die Zellen und es strömt im Austausch für den Verlust von K^+ vermehrt H^+ in die Zellen. Dadurch sinkt der pH-Wert des Zellplasmas, sobald die Pufferkapazität in den Zellen erschöpft ist. Die Zellfunktion ist dann gestört.

Phosphat ist ein wichtiges Puffersystem zur Regulierung des Säure-Basen-Gleichgewichtes in den Zellen.

Hydrogenkarbonat (Bikarbonat) bildet zusammen mit Kohlensäure das maßgebliche Puffersystem zur Regulierung des Säure-Basen-Gleichgewichtes im Blut.

Schlußfolgerung: Der Wasser-Haushalt ist mit dem Elektrolyt-Haushalt verwoben. Über Elektrolyte wird das Volumen der Flüssigkeitsräume reguliert. Auch der Säure-Basen-Haushalt ist mit dem Elektrolyt-Haushalt verknüpft.

Die Regulierung der Konzentration osmotisch wirksamer Stoffe

Die Konzentration osmotisch wirksamer Stoffe im Blut wird ständig kontrolliert von den *Osmose-Rezeptoren* (spezialisierte Rezeptorzellen) im Hypothalamus. Diese Zellen erfassen geringfügige Veränderungen der osmotischen Konzentration.

Sinkt die osmotische Konzentration außerhalb der Rezeptorzelle (Blutplasma), etwa aufgrund von Natriumverlusten (Schwitzen) oder reichlicher Wasserzufuhr, so strömt vermehrt Wasser in die *Osmose-Rezeptorzellen* ein. Dies führt zum Anschwellen dieser Zellen, es öffnen sich dehnungsempfindliche Ionen-Kanäle und das Potential der Zellmembran verändert sich, wodurch Botenstoffe freigesetzt werden. Diese signalisieren der *Hypophyse* (Hirnanhangdrüse), weniger *antidiuretisches Hormon* (ADH) auszuschütten. In der Folge wird in den Nieren weniger Wasser aus dem Primärharn zurückgewonnen und mehr Wasser mit dem Sekundärharn ausgeschieden (*Diurese*): Der Urin wird mit Wasser verdünnt und dadurch heller.

Bei Zufuhr von Natriumchlorid oder Wassermangel passiert das Gegenteil: Die osmotische Konzentration außerhalb der Zellen steigt an. Die Osmose-Rezeptorzellen im Hypothalamus schrumpfen. In der Folge wird Durstgefühl erzeugt und vermehrt ADH ausgeschüttet: Die Nieren konzentrieren den Urin stärker, indem mehr Wasser aus dem Primärharn zurückgewonnen wird (*Antidiurese*).

Bei Wassermangel wird vermehrt das *antidiuretische Hormon* (ADH) freigesetzt, auch als *Vasopressin* oder *Pitressin* bezeichnet. ADH wird in der Hypophyse gebildet, im Hypophysenhinterlappen gespeichert und je nach Bedarf ins Blut abgegeben.

Die Freisetzung von ADH erfolgt erstens bei Zunahme der Konzentration osmotisch wirksamer Stoffe im Blutplasma. Je höher die Konzentration, desto stärker ist die ADH-Ausschüttung. Zweitens wird ADH freigesetzt bei Rückgang des Blutvolumens, drittens bei Blutdruckabfall, und viertens nachts während des Schlafes.

(1) *Wirkung auf die Nieren.* – ADH steigert die Rückresorption von Wasser aus dem Primärharn, wodurch weniger Wasser mit dem Urin verlorengeht und der Urin stärker konzentriert wird.

Nachts wird mehr ADH abgesondert, wodurch sich die Blase langsamer füllt und im Normalfall das Durchschlafen ermöglicht wird, ohne nachts auf die Toilette zu müssen. ADH hilft damit, die während des Nachtschlafes entstehende Dehydration abzumildern, wodurch weniger Wasser verlorengeht.

Bei Wassermangel wird der Urin stark konzentriert. Ist dies ein Dauerzustand, werden im Laufe des Lebens die Nieren allmählich geschädigt und sie verlieren nach und nach ihre Filterkapazität. Das kann bis zum chronischen Nierenversagen führen. Um das zu vermeiden, ist stets auf eine gute Wasserversorgung zu achten.

Wassermangel und Überlastung mit Salz steigern die ADH-Ausschüttung und beschleunigen die Alterung der Nieren (mehr dazu in unserem Buch *Wasser für unsere Gesundheit*).

(2) *Wirkung auf Blutgefäße und Blutdruck.* – Bei hoher ADH-Konzentration im Blut ziehen sich die Muskelzellen der Blutgefäße zusammen, wodurch sich diese verengen und der Blutdruck ansteigt. Auch die Kalzium-Konzentration in den Zellen erhöht sich dadurch tendenziell, mit der Folge der Übererregung der Nerven- und Muskelzellen. Dieser Effekt verstärkt sich bei Mangel an Magnesium und Überlastung mit Kalzium (bei reichlichem Verzehr von Milchprodukten und der Einnahme von Kalziumpräparaten). Die Übererregung der Herzmuskelzellen kann ebenfalls den Blutdruck erhöhen.

(3) *Wirkung auf das Nervensystem.* – ADH regt die Ausschüttung von anderen Hormonen an:

- *Corticotropin-freisetzendes Hormon* (*Corticotropin-releasing Hormone*, CRH),
- ebenso *Adrenocorticotropin* (*Adrenocorticotropes Hormon*, ACTH),
- *Cortisol*,
- *Adrenalin* und
- *Noradrenalin*.

Bei ACTH, Cortisol und Adrenalin handelt es sich um Streßhormone. Wassermangel bewirkt somit *osmotischen Streß* und ist möglichst zu vermeiden.

Angiotensin

Angiotensin ist Bestandteil des *Renin-Angiotensin-Aldosteron-Systems* (RAAS), das den Wasser- und Elektrolyt-Haushalt maßgeblich reguliert.

Die Ausschüttung von *Angiotensin II* erfolgt bei Knappheit an Wasser, Natrium und Chlorid sowie bei einem Überschuß an Kalium. Angiotensin II wirkt auf folgende Weise:

1. *Erhöhte Rückgewinnung von Wasser* durch die Nieren (stärkere Konzentration des Urins).
2. *Erhöhte Rückgewinnung von Natrium und Chlorid* in den Nieren (geringere Verluste über den Urin). – Mehr Wasser, Natrium und Chlorid bewirken eine Volumenerhöhung des Blutes, was mit einem Anstieg des Blutdrucks einhergeht.
3. *Vermehrte Ausscheidung von Kalium* über die Nieren.
4. *Stimulierung der Ausschüttung von Aldosteron* in der Nebennierenrinde.
5. *Erhöhte Freisetzung von ADH.*
6. *Auslösung von Durstgefühl.*
7. *Appetit auf salzhaltige Kost.*

Aldosteron

Das Hormon *Aldosteron* dient der Aufrechterhaltung des Wasser-, Elektrolyt- und Säure-Basen-Haushaltes und wirkt vor allem auf die Nieren. Die Wirkung des Aldosterons:

1. *Verminderte Ausscheidung von Natrium und Chlorid* über die Nieren.
2. *Geringere Wasserausscheidung* (stärkere Konzentration des Urins).

3. *Erhöhung von Blutvolumen und Blutdruck.*
4. *Erhöhte Ausscheidung von Kalium, Protonen* (Wasserstoff-Ionen) und *Ammonium-Ionen.* Mit der Ausscheidung von Protonen und Ammonium-Ionen wird der Säure-Basen-Haushalt reguliert.
5. *Minimierung der Ausscheidung von Natrium* über Darm und Schweißdrüsen.

Der Anstieg der Kalium-Konzentration im Blutplasma bei Verzehr von Obst und Gemüse hat eine starke Ausschüttung von Aldosteron zur Folge. Bei Anstieg der Kalium-Konzentration von 4 mmol/l (Normalwert) auf 5 mmol/l erhöht sich die Ausschüttung von Aldosteron um das Dreifache, bei 6 mmol/l auf das Zehnfache, bei 7 mmol/l etwa auf das Dreißigfache. Fällt die Kalium-Konzentration von 4 auf 3 mmol/l, wird hingegen fast kein Aldosteron mehr freigesetzt (LÖFFLER 2007, 929).

Natriuretische Peptidhormone

Bei erhöhtem Blutvolumen (zu viel Wasser und Natrium im Blut) werden Dehnungsreize auf den Herzmuskel ausgeübt. Die Herzmuskelzellen (Myocyten) im Vorhof des Herzens (Atrium) bilden bei Dehnung das *atriale natriuretische Peptid* (ANP) und das *Gehirn-natriuretische Peptid* (BNP, *brain natriuretic peptide*). Zu dieser Hormonfamilie gehört noch das *C-Typ-natriuretische Peptid* (CNP), dessen Wirkung allerdings schwächer ist.

ANP, BNP und CNP wirken harntreibend, steigern die Ausscheidung von Natrium- und Chlorid-Ionen und senken dadurch den Blutdruck. Zugleich wird das Durstgefühl unterdrückt, die ADH-Ausschüttung vermindert, ebenso die Freisetzung von Renin, ein Enzym, dem die Bildung von Angiotensin folgt.

Auf die erhöhte Zufuhr von Natriumchlorid reagiert der Organismus mit der Bildung von ANP, BNP und CNP, um schnell das überschüssige Natrium und Chlorid auszuscheiden. Doch dabei wird das Durstgefühl unterdrückt, wodurch zu wenig Wasser zugeführt wird. Deshalb führt der Verzehr gesalzener Speisen zur Dehydration des Organismus, vor allem der Zellen, weil Wasser aus den Zellen in den Extrazellulärraum strömt. Zugleich geht vermehrt Wasser über die Nieren verloren, wobei Wasser schneller ausgeschieden wird als überschüssiges Natrium und Chlorid.

Dagegen hilft nur die wiederholte Wasserzufuhr, auch ohne Durstgefühl. Hilfreich ist auch der Verzehr von Obst und Gemüse (viel Wasser und viel Kalium, der Gegenspieler des Natriums). Die Überwindung der Störung des Wasser- und Elektrolyt-Gleichgewichtes kann allerdings viele Stunden dauern, abhängig von der Leistungsfähigkeit der Nieren, der Wasserzufuhr und der Überlastung mit Natrium und Chlorid.

Die Kaliumzufuhr über die Nahrung

Der Mensch ist wie alle Landtiere an eine natriumarme und kaliumreiche Nahrung angepaßt. Deshalb können die Nieren problemlos große Mengen Kalium ausscheiden, sobald der Serumspiegel nach einer Mahlzeit ansteigt. Auch über den Darm wird Kalium ausgeschieden.

Den höchsten Kaliumgehalt haben Obst und Gemüse.

Beim Kochen von Gemüse geht allerdings viel Kalium an das Kochwasser verloren. Die Verluste sind beim Dämpfen geringer. Nur bei Eintopf und Suppe gibt es keine Kaliumverluste, weil das kaliumreiche Wasser ebenfalls aufgenommen wird.

Bei Kaliumzufuhr über Obst und Gemüse wird mehr Angiotensin und Aldosteron ausgeschüttet. Beide Hormone vermindern die Ausscheidung von Natrium und Chlorid über die Nieren, über den Darm und die Schweißdrüsen. Die Ausscheidung von Natrium und Chlorid kann bei knapper Zufuhr nahezu auf Null abgesenkt werden, wenn zugleich reichlich Kalium aufgenommen wird. Deshalb kommt der Mensch wie alle Landtiere mit wenig Natrium und Chlorid zurecht (Mindestbedarf ca. 200 mg Natrium täglich, Seite 84), allerdings nur bei reichlicher Kaliumzufuhr.

Der Mensch kann also ohne gesalzene Nahrung leben, sofern er seinen Mindestbedarf an Natrium und Chlorid über Gemüse deckt, wenn zugleich reichlich Kalium über Obst und Gemüse zugeführt wird.

Das Durstempfinden ist von der Ernährung abhängig

Bei Wassermangel (erhöhte osmotische Konzentration im Blutplasma) wird Durst empfunden und vermehrt ADH ausgeschüttet, um den Urin stärker zu konzentrieren und weniger Wasser über den Urin zu verlieren.

Wird viel Kalium über Obst und Gemüse zugeführt und ist der Kaliumspiegel erhöht, werden reichlich Angiotensin und Aldosteron ausgeschüttet, wobei Angiotensin das Durstgefühl verstärkt und die Feinfühligkeit für das Durstempfinden steigert. Wer also genug Obst und Gemüse ißt und sich dadurch reichlich Kalium zuführt, der verfügt über ein feineres Durstgefühl und wird Wasser in dem Maße trinken, wie es der Organismus benötigt.

Anders dagegen bei kaliumarmer und natriumreicher Ernährung über gesalzene Speisen: Es werden vermehrt natriuretische Peptide abgesondert (ANP, BNP), um das überschüssige Natrium und Chlorid schnell über die Nieren auszuscheiden. Dabei wird jedoch das Durstgefühl unterdrückt, und weniger Wasser getrunken.

Nach einer salzreichen Mahlzeit neigt man zu einer latenten Dehydration, ohne es zu merken, und zwar um so stärker, je höher die Salzdosis bei der letzten Mahlzeit gewesen ist.

Die Unterdrückung des Durstempfindens kann auch zur Gewohnheit werden. Besonders bei älteren Menschen ist dies oft zu beobachten. Die Empfehlung, mehr zu trinken, ist somit richtig. Dennoch muß weniger Natriumchlorid (weniger Salz) und dafür mehr Kalium zugeführt werden (mehr Obst und Gemüse). Dann gewinnen auch ältere Menschen ein gesundes Empfinden für den Durst zurück.

Wasser- und Elektrolyt-Haushalt im Gleichgewicht

Im Normalzustand sind alle Elektrolyte optimal konzentriert, in allen Körperflüssigkeiten, in den Zellen, im Zwischenzellraum und im Blutplasma. Die osmotische Konzentration ist gleich, innerhalb und außerhalb der Zellen. Der Gehalt an Wasser ist überall optimal.

Wassermangel (Dehydration):

1. *Isotone Dehydration* (intrazellulär normaler Wassergehalt, extrazellulär Wassermangel). Die osmotische Konzentration innerhalb und außerhalb der Zellen ist gleich (isoton). Die Konzentration an Elektrolyten in den Zellen ist normal und außerhalb der Zellen vermindert. – Ursachen: Erbrechen, Durchfall, starkes Schwitzen und dadurch Dehydration.
2. *Hypertone Dehydration* (extra- und intrazellulär Wassermangel). Extrazellulär erhöhte Konzentration an Elektrolyten, dadurch Abfluß von Wasser aus den Zellen in den Zwischenzellraum (Schrumpfung der Zellen). – Ursachen: Verminderte Wasserzufuhr, übermäßige Wasserverluste (Diabetes, ADH-Mangel).
3. *Hypotone Dehydration* (intrazellulär Wasserüberlastung, extrazellulär Wassermangel). – Ursache: Mangel an Natrium oder Chlorid.

Wasserüberlastung (Hyperhydration):

1. *Isotone Hyperhydration* (extrazellulär Wasserüberlastung, intrazellulär normaler Wassergehalt). – Entsteht durch den erhöhten Gehalt an osmotisch wirksamen Substanzen und führt zur Wasseransammlung in Körperhöhlen und zur Bildung von Ödemen. – Ursachen: Übermäßige Infusion von Kochsalzlösung, erhöhte Konzentration von Makromolekülen (Proteinen) im Zwischenzellraum (z. B. aufgrund von Herzschwäche oder Nierenversagen) oder verminderte Proteinkonzentration im Blut (Hungerödem durch extremen Proteinmangel).

2. *Hypotone Hyperhydration* (extra- und intrazellulär Wasserüberlastung). – Extrazellulär Verdünnung der Elektrolyte, dadurch Einströmen von Wasser in die Zellen und somit erhöhtes Wasservolumen auch in den Zellen (Anschwellen der Zellen). – Ursachen: Übermäßige Wasserzufuhr in kurzer Zeit oder Nierenversagen. – Die Folgen: Muskelschwäche, Muskelkrämpfe, Störungen des Nervensystems.
3. *Hypertone Hyperhydration* (intrazellulär Wassermangel, extrazellulär Wasserüberlastung). – Ursachen: Übermäßige Zufuhr von Natrium (z.B. durch Infusion, Trinken von Meerwasser, Verzehr stark gesalzener Speisen). Das führt zur Diffusion von Wasser aus den Zellen in den Zwischenzellraum. Die Zellen schrumpfen und werden in ihrer Funktion gestört. – Die Folge: Die roten Blutzellen können nicht mehr genug Sauerstoff befördern, was zum Sauerstoffmangel der Zellen führt.

Wasserüberlastung durch übermäßige Wasserzufuhr

Die übermäßige Wasserzufuhr wird als *Wasserintoxikation* bezeichnet, als Wasservergiftung. Diese Bezeichnung ist jedoch irreführend, weil Wasser kein Gift ist. Wir sprechen besser von *Wasserüberlastung* (hypotone Hyperhydration).

Bei extremer Wasserzufuhr in kurzer Zeit diffundieren die Wassermassen schnell ins Blut und vermindern dessen Elektrolyt-Konzentration. Die Natrium- und Chlorid-Konzentration fällt ab, wodurch extrazellulär die Konzentration osmotisch wirksamer Stoffe sinkt, ohne daß die Nieren in der Lage sind, überschüssiges Wasser schnell genug auszuscheiden.

Die maximale Wasserausscheidung beider Nieren liegt beim gesunden Erwachsenen bei etwa 0,9 bis 1,2 Liter pro Stunde, im hohen Alter im Durchschnitt nur noch bei 0,6 bis 0,7 Liter pro Stunde.

Übermäßige Wasserzufuhr vermindert die Konzentration osmotisch wirksamer Stoffe im Blut und Zwischenzellraum. Dadurch strömt zusätzlich Wasser in die Zellen und läßt diese anschwellen. Das ist besonders gefährlich für das Gehirn, weil sich dadurch der Druck im Gehirn erhöht, was zu Krämpfen, Desorientierung und Verwirrtheit führen kann, schließlich zu Bewußtlosigkeit und schlimmstenfalls zum Tode.

In der Regel ist es unproblematisch, nach starkem Schwitzen reines Wasser zu trinken und das Wasserdefizit auszugleichen. Bei sehr starker Dehydration kann jedoch auch ein leichter Mangel an Natrium und Chlorid bestehen, der sich mit Zufuhr von 1 bis 3 Gramm Natriumchlorid beheben läßt.

Allerdings ist zu bedenken, daß die Evolution des Menschen in den heißen Savannen Afrikas stattgefunden hat und die Urmenschen große Hitze aushalten mußten, ohne ständig Wasser verfügbar zu haben. Sie hatten kein Salz und keine isotonischen Getränke; dennoch haben sie überlebt.

Salz und isotonische Getränke sind meist unnötig. Besser ist es, reines Wasser zu trinken und danach, falls verfügbar, frisch gepreßten Gemüsesaft (Möhren, rote Rüben, Fenchel, Sellerie), um die Verluste an Natrium, Chlorid und Kalium auszugleichen. Stangensellerie enthält 3 500 mg Kalium, 1320 mg Natrium und 1300 mg Chlorid pro Kilogramm, also mehr Natrium und Chlorid als ein isotonisches Getränk. Andere Gemüsesäfte enthalten auch viel Kalium, Kalzium und Magnesium.

Obst ist gleichfalls eine gute Quelle für Kalium, Kalzium und Magnesium, ebenso für Zucker, um nach Anstrengung schnell verfügbare Energie zuzuführen.

Übermäßige Wasserverluste über die Nieren

Diuretika werden verordnet, um bei Nieren- und Herzerkrankungen über vermehrte Wasserausscheidung (*Diurese*) Blutvolumen und Blutdruck zu senken, wodurch Nieren und Herz (Kreislauf, Vorlast der Herzventrikel) entlastet werden. Diuretika führen zu erhöhten Verlusten an Wasser und Elektrolyten, was bei Natrium- und Chlorid-Überlastung gewollt, bei Kalium jedoch unerwünscht ist (ausführlich zu den Diuretika auf Seite 161).

Auch einige Genußmittel wirken diuretisch, also harntreibend, zum Beispiel *Koffein* in Kaffee, Tee und Cola, ebenso *Ethanol* (Trinkalkohol) in Bier, Wein und Schnaps. Diese Stoffe bewirken eine forcierte Wasserausscheidung, wodurch Dehydration gefördert wird, bis das Koffein ausgeschieden und der Alkohol von der Leber abgebaut ist (mehr dazu in unserem Buch *Wasser für unsere Gesundheit*).

Die Konzentration osmotisch wirksamer Stoffe im Harn

Gesunde bilden etwa 1 bis 1,5 Liter Urin in 24 Stunden bei üblicher Wasserzufuhr. Die osmotische Konzentration des Urins liegt in diesem Falle bei etwa 450 bis 600 mmol/l.

Ohne Wasserzufuhr konzentrieren die Nieren den Harn stärker, bis auf Spitzenwerte von 1000 bis 1200 mmol/l. Dabei fällt etwa ein halber Liter Urin in 24 Stunden an.

Wird viel Wasser getrunken, scheiden die Nieren mehr Wasser aus. Der Urin verdünnt sich entsprechend, wird blaß und wässrig: Die osmotische Konzentration liegt nur noch bei 200 oder 300 mmol/l.

Je höher der Proteinverzehr, desto höher die Ausscheidung von Harnstoff (CH_4N_2O) über die Nieren. Im Normalfall werden 15 bis 40 Gramm Harnstoff in 24 Stunden eliminiert. Das ist mehr als die übliche Ausscheidung von 6 bis 12 Gramm Natriumchlorid.

Die Ausscheidung von Harnstoff beim Fasten

In der ersten Phase des Fastens zehrt der Organismus von den Glykogenreserven der Leber (das Glykogen der Muskulatur kann nur von den Muskeln selbst verwertet werden, es gelangt keine Glukose von den Muskeln ins Blut). Das Glykogen der Leber reicht bei den meisten Menschen höchstens 24 Stunden, weil der Mindestbedarf an Glukose in dieser Zeit immerhin bei 140 Gramm liegt (allein Gehirn und Nervensystem verbrauchen etwa 120 Gramm Glukose in 24 Stunden). Nach dem ersten Tag ist der Organismus gezwungen, zur Gewinnung von 140 Gramm Glukose knapp

280 Gramm Muskelprotein abzubauen, wobei am zweiten Tage etwa ein Kilogramm Muskelmasse verlorengeht. Der restliche Kalorienbedarf wird durch Abbau von Fettdepots gedeckt.

Beim Abbau von 280 Gramm Protein fallen große Mengen an Harnstoff an, die ausgeschieden werden müssen. Das erfordert beim Fasten eine gute Wasserzufuhr, um den Harnstoff im Urin in verdünnter Lösung zu halten.

Das Gehirn vermindert von Tag zu Tag seinen Bedarf an Glukose, weil es seinen Energiebedarf zunehmend auf die Verwertung von Ketonkörpern umstellt, die aus Fettsäuren gewonnen werden. Nach einer Woche Fasten hat sich der Bedarf an Glukose und damit der Proteinabbau auf etwa ein Drittel reduziert, nach zwei Wochen auf ein Viertel. Dennoch besteht während des gesamten Fastens ein erhöhter Wasserbedarf. Wird nicht genug Wasser getrunken, werden die Nieren durch einen zu stark konzentrierten Urin belastet.

Gesunde Nieren

Die Nieren sind das zentrale Organ zur Regulierung des Wasser- und Elektrolyt-Haushaltes, des Blutvolumens und des Säure-Basen-Haushaltes. Die Nieren müssen lebenslang ihre Funktion erfüllen.

Wer sich eine gute Nierenfunktion bis ins hohe Alter bewahren möchte, der darf sich nicht mit Salz überlasten (Seite 145) und sollte stets ausreichend trinken (mehr dazu in unserem Buch *Wasser für unsere Gesundheit*).

Zudem dürfen die Nieren nicht dauerhaft mit zu viel Harnsäure belastet werden aufgrund des Verzehrs purinreicher Nahrung. Der pH-Wert des Urins darf nicht zu tief abfallen. Das wird erreicht durch Beschränkung der Zufuhr tierischen Proteins. Außerdem ist genug Obst und Gemüse zu essen, wodurch der Urin-pH-Wert angehoben wird.

Zu vermeiden ist die Überlastung mit Kalzium und Phosphat, der Mangel an Vitamin C und Magnesium, an Vitamin D, K_1 und K_2, übermäßiger oxidativer Streß aufgrund eines Mangels an Antioxidantien und fehlerhafter Ernährung (z. B. übermäßige Zufuhr oxidationsempfindlicher Fettsäuren), um nur die wichtigsten Aspekte zu nennen (ausführlich dazu in unserem Buch *Osteoporose als Folge fehlerhafter Ernährung und Lebensweise. Über die Irrtümer der Osteoporose-Medizin und die Kunst, gesund zu bleiben*).

Kapitel 3

Der Natrium- und Chlorid-Haushalt

Wasser, Natrium und Chlorid

Der Natrium- und Chlorid-Haushalt ist eng an den Wasserhaushalt gekoppelt. Der menschliche Organismus vermag keinen Vorrat an Wasser anzulegen und auch keinen Vorrat an Natrium und Chlorid zu bilden.

Verliert der Organismus eine größere Menge Wasser, verliert er auch Natrium und Chlorid, weil er bestrebt ist, die Natrium- und Chlorid-Konzentration in der extrazellulären Flüssigkeit konstant zu halten (Blutplasma, Zwischenzellraum). Wird übermäßig viel Natrium und Chlorid über gesalzene Speisen zugeführt, braucht der Organismus zusätzlich Wasser zur Verdünnung und Ausscheidung des überschüssigen Natriums und Chlorids. Dabei wird das überschüssige Wasser schneller ausgeschieden als das überschüssige Natrium und Chlorid. Es ist wiederholt Wasser zu trinken, um die Ausschwemmung des überschüssigen Natriums und Chlorids zu fördern.

Da das Durstempfinden bei Überlastung mit Natrium und Chlorid unterdrückt wird, braucht der Organismus mehr Wasser, als das Durstgefühl signalisiert (Seite 66).

Natrium und Chlorid befinden sich in der extrazellulären Flüssigkeit (Zwischenzellraum, Lymphflüssigkeit, Blutplasma). Im Zellplasma ist die Natrium- und Chlorid-Konzentration gering (Seite 54).

Der Körperbestand an Natrium liegt bei etwa 80 bis 100 Gramm, abhängig von Körpergröße und Muskelmasse. Große und muskulöse Menschen verfügen über einen größeren Extrazellulärraum und deshalb über mehr Natrium und Chlorid in der extrazellulären Flüssigkeit.

Die Konzentration an Natrium und Chlorid wird innerhalb enger Grenzen konstant gehalten. Anzustreben ist ein Wert im unteren Referenzbereich.

Der optimale Bereich ist eng und beträgt nur 5 mmol/l. Bei einem Volumen der extrazellulären Flüssigkeit von 20 Litern sind das nur 2,25 Gramm Natrium, was 5,7 Gramm Natriumchlorid entspricht.

Ein Drittel des Körperbestandes an Natrium ist in den Knochen gespeichert. Doch diese Speicher können bei Bedarf nicht mobilisiert werden, weil der Knochenabbau sehr langsam abläuft. Dieser wird forciert, wenn es dem Blut an Kalzium fehlt, nicht jedoch, wenn es an Natrium und Chlorid mangelt.

[mmol/l]	Referenzbereich	optimale Werte
Natrium	135 – 148	135 – 140
Chlorid	95 – 112	95 – 105

Die Natrium- und Chlorid-Konzentration im Blutplasma [mmol/l], Referenzbereich und optimale Werte.

Natrium und Chlorid sind lebensnotwendig, allerdings nur außerhalb der Zellen. In der extrazellulären Flüssigkeit (Blutplasma, Zwischenzellraum) müssen Natrium und Chlorid in der richtigen Konzentration vorliegen. In den Zellen hingegen wirken Natrium und Chlorid giftig und werden nur in sehr geringer Konzentration toleriert (Seite 54).

Der Bedarf an Natrium und Chlorid ist zunächst von der Konzentration im Blutplasma abhängig. Beschränken wir hier unsere Betrachtung auf Natrium, weil dieses in seiner Wirkung besser erforscht ist.

Die optimale Natrium-Konzentration im Blutplasma liegt bei 135 bis 140 mmol/l. Ein Wert unter 135 mmol/l deutet auf einen Mangel hin, ein Wert über 140 mmol/l ist verbunden mit der Versteifung und Fehlfunktion des Endothels (Zellschicht der Kapillargefäßwände) sowie der Versteifung und Verhärtung der Arterienwände. Dadurch werden Arteriosklerose und andere Krankheiten gefördert (Kapitel 8).

Eine Natrium-Konzentration von unter 135 mmol/l kommt vor, wenn in kurzer Zeit übermäßig viel Wasser getrunken wurde.

Natriummangel führt zu einem verminderten Volumen der extrazellulären Flüssigkeit (Blutplasma, Zwischenzellraum) in dem Bestreben des Organismus, die Natrium-Konzentration im Blutplasma nicht unter 135 mmol/l abfallen zu lassen. Denn das osmotische Gleichgewicht muß bewahrt und die Dehydration der Zellen vermieden werden.

Mögliche Ursachen eines Mangels an Natrium und Chlorid: Ungesalzene Kost ohne natriumhaltiges Gemüse (Seite 107), Behandlung mit Diuretika, Nierenversagen, hoher Wasserverlust durch Schwitzen, häufiges Erbrechen oder anhaltender Durchfall (Amöbenruhr, Cholera).

Mangel an Natrium und Chlorid verursacht ein starkes Durstgefühl, weil das Volumen der extrazellulären Flüssigkeit vermindert ist. Doch das zugeführte Wasser scheiden die Nieren wieder aus, weil es an Natrium und Chlorid fehlt, um das Wasser in der extrazellulären Flüssigkeit zu halten. Mit dem Wasserverlust kehrt der Durst zurück.

Mangel an Natrium und Chlorid erzeugt auch ein starkes Verlangen nach salziger Kost. Diesem Verlangen ist nachzugeben, jedoch nur bei einem echten Mangel (nicht zu verwechseln mit der Sucht nach Salz). Meist genügt die einmalige Zufuhr von ein bis zwei Gramm Salz. Zugleich ist genug Wasser zu trinken, damit das verlorene Wasser der extrazellulären Flüssigkeit wieder aufgefüllt wird.

Bei einer Natrium-Konzentration über 140 mmol/l im Blutplasma darf kein weiteres Natriumchlorid zugeführt werden. Das bedeutet: Die Nahrung muß ungesalzen bleiben, bis die Natrium-Konzentration unter 140 mmol/l gefallen ist, wobei die Salzdosis so gering sein sollte, daß die Konzentration nicht erneut über 140 mmol/l ansteigt. Nur bei geringer Salzzufuhr bleibt man unter diesem Wert.

Irrelevant ist der Referenzbereich von 135 bis 148 mmol/l, denn dieser wird bestimmt durch die Sammlung der Laborwerte einer *scheinbar* gesunden Bevölkerungsgruppe. Da sich fast alle Menschen zu viel Salz zuführen, ist deren Natrium-Konzentration im Blut zu hoch und diese Werte gewähren keine Orientierung. Der Referenzbereich ist somit irreführend. Denn bei einer Natrium-Konzentration im Blut von dauerhaft über 140 mmol/l bleibt niemand gesund (Kapitel 7 bis 9).

Die Natrium-Konzentration des Blutes wird mit jeder salzhaltigen Mahlzeit nach oben getrieben, und es dauert Stunden, bis sie wieder gefallen ist, sofern nicht mit der nächsten Mahlzeit erneut Natrium zugeführt wird. Blutproben werden zumeist morgens nüchtern genommen; dann liegt die letzte Mahlzeit 12 oder 14 Stunden zurück, und die Nieren hatten viel Zeit, überschüssiges Natrium auszuscheiden. Die morgens nüchtern genommene Blutprobe weist in der Regel eine (deutlich) niedrigere Natrium-Konzentration aus, als tagsüber, wenn mit jeder salzreichen Mahlzeit der Wert nach oben getrieben wird. Das schlägt sich auf die Referenzbereiche nieder, die dadurch niedriger ausgewiesen werden gegenüber den tatsächlichen Werten tagsüber. Je höher der Salzkonsum, desto größer der Unterschied zwischen dem Wert morgens nüchtern und tagsüber nach salzreichen Mahlzeiten.

Was bedeutet 1 mmol Natrium pro Liter Blutplasma? Die molare Masse für Natrium liegt bei 23 g/mol. 1 mmol/l entspricht damit 23 mg/l bzw. 0,023 g/l. Ein muskulöser Erwachsener verfügt über 20 Liter extrazelluläre Flüssigkeit bei einem Körpergewicht von 70 Kilogramm und einem Körperwasseranteil von 70 Prozent, wovon 40 Prozent auf die extrazelluläre Flüssigkeit entfallen. Etwa ein Fünftel davon macht das Blutplasma aus, nämlich knapp 4 Liter.

Steigt die Natrium-Konzentration in der extrazellulären Flüssigkeit (Blutplasma, Zwischenzellraum) um 1 mmol/l, enthält diese 0,45 g Natrium zusätzlich. Ist die Natrium-Konzentration auf einen Wert von 139 mmol/l gefallen, kann dieser um 1 mmol/l angehoben werden, bis die kritische Grenze von 140 mmol/l wieder erreicht ist. Das erlaubt die Zufuhr von 0,45 g Natrium (1,1 g Natriumchlorid).

Ein Anstieg von 135 auf 140 mmol/l entspricht 2,25 g Natrium (5,7 g Natriumchlorid), etwa ein Teelöffel gestrichen (4 bis 5 g Natriumchlorid). Der optimale Bereich ist mit 5 mmol/l recht schmal. Eine einzige salzreiche Mahlzeit enthält oft mehr Salz.

Die Natrium-Konzentration im Blutplasma (4 Liter) unterliegt entsprechend der Salzzufuhr mit den Mahlzeiten größeren Schwankungen als im Zwischenzellraum (16 Liter), weil die Endothel-Zellschicht der Kapillargefäße als Barriere wirkt und den Einstrom überschüssigen Natriums vom Blut in den Zwischenzellraum nur in geringer Menge zuläßt. Diese Barriere funktioniert allerdings nur bei einer Natrium-Konzentration im Blutplasma von unter 140 mmol/l. Bei höheren Werten öffnet sie sich und Natrium diffundiert in den Zwischenzellraum.

Damit ist nicht das Volumen der gesamten extrazellulären Flüssigkeit maßgebend (in unserem Falle 20 Liter), sondern nur das Volumen des Blutplasmas (4 Liter), also ein Fünftel. Das bedeutet: Wird ein Fünftel jener Menge von 5,7 Gramm Natriumchlorid zugeführt (1,1 g), steigt die Natrium-Konzentration im Blutplasma von 135 auf 140 mmol/l an. Bei einem Wert von über 140 mmol/l öffnet sich die Barriere und die überschüssigen Natrium-Ionen ergießen sich ungehindert in den Zwischenzellraum (16 Liter) und verteilen sich damit auf 20 Liter. Somit toleriert der Organismus nur etwa 3 Gramm Natriumchlorid selbst bei einem Ausgangswert von 135 mmol/l, bis der kritische Wert von 140 mmol/l erreicht ist.

Meist liegt der Ausgangswert vor der salzreichen Mahlzeit jedoch bereits deutlich über 140 mmol/l. Jede weitere Salzzufuhr steigert die Überlastung.

Anstieg der Natrium-Konzentration im Blut bei Zufuhr von Natriumchlorid

Bei Verzehr einer Suppe mit 6 Gramm Salz (2,4 g Natrium) erhöhte sich bei den Versuchspersonen nach der Mahlzeit die Natrium-Konzentration im Blutplasma um 3,13 ± 0,75 mmol/l gegenüber jenen, die in der Kontrollgruppe die gleiche Suppe ungesalzen aßen. Der Blutdruckanstieg erfolgte linear mit der Erhöhung der Natrium-Konzentration (SUCKLING 2012).

Die in dieser Studie ermittelten Werte sind etwas geringer als bei unserer Berechnung. Der Wert ist abhängig vom Zeitpunkt der Blutentnahme. Ist das gesamte Natrium der Suppe im Darm aufgenommen? Wieviel von dem aufgenommenen Natrium ist bereits wieder über Nieren und Darm ausgeschieden? Wieviel Wasser wurde mit der Suppe zugeführt? Bedeutsam ist ferner die Höhe der Natrium-Konzentration vor der Mahlzeit sowie die Speicherkapazität der Innenseite der Blutgefäße für Natrium-Ionen, wodurch zugeführte Natrium-Ionen gebunden werden und den Blutspiegel nicht ansteigen lassen.

Der Einfluß des Endothels auf den Natrium-Haushalt

Die Zellen des Endothels sind spezialisierte flache Zellen, welche die Wände der Kapillargefäße bilden und die Innenseite von Arterien, Venen und Lymphgefäßen auskleiden. Die Endothelzellen tragen zur Regulation des Natrium-Haushaltes bei. Umgekehrt stört die übermäßige Natriumzufuhr die Funktion des Endothels (Kapitel 8).

Außen an der Membran der Endothelzellen befindet sich die *Glykokalyx*, eine Schicht von Polysacchariden, gebunden an Membranproteine (Glykoproteine) und Membranlipide (Glykolipide, Phospholipide, Cholesterol, Sphingolipide). Man spricht von der *endothelialen Glykokalyx* (eGC), die über eine negative Ladung verfügt und dadurch Na^+ bindet.

Doch die endotheliale Glykokalyx vermag nur eine begrenzte Menge überschüssiger Natrium-Ionen zu binden, nämlich etwa 700 mg Natrium (in 1,8 g Natriumchlorid enthalten). Diese werden wieder an das Blut abgegeben, sobald die Natrium-Konzentration im Blut abfällt.

Die endotheliale Glykokalyx wirkt damit (1) als *Natriumpuffer* und zugleich (2) als *Natriumspeicher*. Bei einem vorübergehenden Überschuß wird Natrium in der endothelialen Glykokalyx gespeichert, damit die Natrium-Konzentration im Blut konstant bleibt, ohne daß das überschüssige Natrium gleich wieder über die Nieren ausgeschieden wird und verlorengeht. Diese Pufferung und Speicherung ist vorteilhaft bei knapper Natriumzufuhr, wie sie für Landtiere während ihrer gesamten Evolution bestanden hat.

Außerdem wirkt die endotheliale Glykokalyx (3) als *Natriumbarriere*. Sie verhindert, daß überschüssiges Natrium das Endothel durchdringt und vom Blut in den Zwischenzellraum gelangt. Damit wird die optimale Konzentration von Na^+ im Zwischenzellraum bewahrt.

Ist die Salzfracht einer Mahlzeit hoch, wird die Pufferkapazität der Glykokalyx für Natrium überschritten. Die Natrium-Konzentration im Blut steigt an und das Endothel wird bei über 140 mmol/l durchlässig für Natrium-Ionen. Diese diffundieren parazellulär (zwischen den Endothelzellen) in den Zwischenzellraum, wodurch sich auch im Zwischenzellraum die Natrium-Konzentration erhöht und sich das osmotische Gleichgewicht verschiebt, verbunden mit einem Wasserstrom von den Zellen in den Extrazellulärraum.

Bei Erschöpfung der Pufferkapazität der endothelialen Glykokalyx werden obendrein die Natrium-Kanäle der Endothelzellen freigelegt (auch Nierenzellen verfügen über solche Kanäle). Natrium-Ionen strömen über diese Kanäle in die Endothelzellen. Dadurch wird die Aktivität des Enzyms *Stickstoff-Monoxid-Synthase* gehemmt und die Bildung von *Stickstoff-Monoxid* (NO) unterdrückt; ein Signalmolekül, das die Gefäßmuskulatur entspannt und die Blutgefäße weitet. Die Unterdrückung der Bildung von Stickstoff-Monoxid stört die Funktion des Endothels. Es versteift und verliert seine Flexibilität. Der Gefäßquerschnitt verengt sich und der Blutdruck steigt an. Langfristig wird dadurch Arteriosklerose gefördert.

Bei erhöhter Natrium-Konzentration im Blut brauchen die Nieren einige Zeit, das überschüssige Natrium auszuscheiden. Wenn die Natrium-Konzentration im Blut in den unteren Normbereich abgefallen ist, strömt überschüssiges Natrium aus dem Zwischenzellraum zurück ins Blut, um ebenfalls über die Nieren eliminiert zu werden, was jedoch zusätzlich Zeit erfordert. Erst wenn die Natrium-Konzentration noch weiter abgefallen ist, vermag sich die endotheliale Glykokalyx vom gebundenen Natrium zu befreien. Erst danach hat die endotheliale Glykokalyx ihre geringe Pufferkapazität zurückerlangt (0,7 g Natrium). Doch bevor der Natriumüberschuß ausgeschieden ist, kommt in der Regel mit der nächsten Mahlzeit eine erneute Salzfracht. Die Folge: die Natrium-Konzentration im Blutplasma schwankt meist im Bereich von 140 bis 148 mmol/l.

Der Natriumbedarf ist abhängig von der Versorgung mit Kalium, denn bei reichlicher Kaliumzufuhr über Obst und Gemüse werden vermehrt Angiotensin und Aldosteron gebildet; zwei Hormone, welche die Ausscheidung von Kalium steigern und zugleich die Ausscheidung von Natrium und Chlorid vermindern, so daß fast nichts mehr davon ausgeschieden wird. Aldosteron wirkt dabei auf die Nieren, den Darm und die Schweißdrüsen. – Der Mensch ist wie alle Landtiere an eine natriumarme und kaliumreiche Nahrung angepaßt und in der Lage, die Verluste an Natrium und Chlorid auf nahezu Null zu reduzieren. Andernfalls hätte der Mensch in der Wildnis ohne Salz nicht überleben können.

Der Mindestbedarf eines Erwachsenen wird mit etwa 200 mg Natrium und 300 mg Chlorid pro Tag angegeben. Das entspricht 500 mg Natriumchlorid (Brown 2009). – Ein gestrichener Teelöffel enthält die zehnfache Menge davon.

Säuglinge kommen bei Ernährung mit Muttermilch mit sehr wenig Natrium und Chlorid aus. Der Natriumgehalt der Muttermilch liegt bei 13 mg pro 100 Gramm (12 bis 19 mg), der Energiegehalt bei 293 kJ (Kilojoule). Umgerechnet auf den Energiebedarf eines Erwachsenen bei moderater körperlicher Aktivität (etwa 9 MJ pro Tag, Megajoule) ergibt das eine Zufuhr von 400 mg Natrium am Tag. Unter der Annahme, daß die Muttermilch einen optimalen Natriumgehalt aufweist, sollte für einen Erwachsenen die optimale Natriumzufuhr in der Größenordnung von 400 mg pro Tag liegen (das entspricht 1 Gramm Natriumchlorid). Wird mehr zugeführt, muß mehr ausgeschieden werden.

Die Yanomami-Indianer im Amazonas-Gebiet nehmen

täglich nur 200 mg Natrium auf, weil sie ihre Nahrung traditionell ohne Salz essen. Obwohl sie in der feuchtheißen Luft des tropischen Regenwaldes viel schwitzen, leiden sie nicht unter Natriummangel (*Intersalt-Studie* 1988, Kapitel 9).

Bei anderen indianischen Völkern wurde früher ebenfalls kein Salz konsumiert (z. B. Xingu). Primitive Völker haben ihr Essen in der Regel ungesalzen gegessen und Salz abgelehnt, so in Kenia und im Hochland von Neuguinea, wohlgemerkt bei einer bemerkenswert guten Gesundheit selbst im Alter (Morris 2008).

Es gibt auch bei uns Menschen, die Salz ablehnen und trotzdem nicht unter einem Mangel an Natrium und Chlorid leiden, solange sie genug Gemüse essen.

Die Wettkämpfer beim Ironman-Triathlon benötigten einer Studie zufolge kein zusätzliches Salz, obwohl sie sich 12 Stunden lang einer extremen Ausdauerbelastung unterzogen und viel Wasser über den Schweiß verloren hatten. 1,5 g Natrium täglich (3,75 g Natriumchlorid) sind selbst bei extremer Ausdauerbelastung und starkem Schwitzen ausreichend (Hew-Butler 2006).

Geringe Zufuhr vorteilhaft

Physiologisch vorteilhaft ist eine geringe, aber ausreichende Zufuhr von Natrium und Chlorid, an die wir gut angepaßt sind, und die unseren Wasser- und Elektrolyt-Haushalt nicht stört.

Je höher die Zufuhr von Natriumchlorid bei einer Mahlzeit, desto stärker die Störung des Wasser- und Elektrolyt-Haushaltes. 1 bis 2 Gramm Natriumchlorid pro Mahlzeit scheinen beim Gesunden unbedenklich zu sein, sofern die Glykokalyx über freie Pufferkapazität verfügt und die Natrium-Konzentration im Blutplasma im unteren Normbereich liegt (eher bei 135 bis 138 mmol/l, nicht bei 140 mmol/l).

Gemäß unserer evolutionären Entwicklung sollte die Zufuhr von Natrium und Chlorid unter einem Gramm täglich liegen (Meneton 2005). Das ist ein Zehntel dessen, was hierzulande im Durchschnitt aufgenommen wird!

Viele vermeintlich salzreduzierte Diäten sind in Wahrheit immer noch reich an Salz, wenn sie 5 oder 6 Gramm, selbst wenn sie nur 3 Gramm Salz pro Tag enthalten.

Empfehlungen

Die *Deutsche Gesellschaft für Ernährung* (DGE) empfiehlt höchstens 6 Gramm Salz täglich.

Die *Weltgesundheitsorganisation* rät, den Salzverbrauch auf unter 5 Gramm zu reduzieren.

Nach der *Leitlinie arterielle Hypertonie* (Bluthochdruck) sind höchstens 5 bis 6 Gramm pro Tag erlaubt.

Die *Herzgesellschaft der USA* (AHA) beziffert die optimale Zufuhr auf maximal 3,8 Gramm Salz pro Tag.

Die maximale Salzzufuhr sollte jedoch nicht nur pro Tag angegeben werden, sondern auch pro Mahlzeit. Und diese ist abhängig von der momentanen Natrium-Konzentration des Blutes und der aktuellen Pufferkapazität der endothelialen Glykokalyx.

Bei einer Natrium-Konzentration im Blutplasma von über 140 mmol/l darf kein weiteres Natriumchlorid zugeführt werden. Bei den meisten Menschen liegt dieser Wert jedoch morgens nüchtern höher.

Selbst bei einem niedrigen Wert von 135 mmol/l (dieser wird morgens nüchtern nur bei wenigen gemessen), dürfen bei Normalgewicht, bei schlanker oder kräftiger Statur einmalig maximal 2 bis 3 Gramm Natriumchlorid zugeführt werden, um die kritische Grenze von 140 mmol/l nicht zu überschreiten. Die Regel lautet: höchstens 1 bis 2 Gramm pro Mahlzeit, höchstens 3 Gramm pro Tag, bei viel Muskelmasse und hohem Blutvolumen höchstens 4 Gramm.

Der mittlere Salzkonsum

Wieviel Salz konsumieren die Deutschen pro Kopf? Schätzungen gibt es viele. Die Analyse des 24-Stunden-Urins ist trügerisch, weil nur die Salzverluste über den Urin erfaßt werden, nicht die über Darm und Schweiß, was besonders bei hohem Salzkonsum und Schwitzen zu Verfälschungen führt.

Die mittlere Salzzufuhr in Deutschland wird bei Männern auf 9 Gramm geschätzt. Mehr als 10 Gramm Salz führen sich über 50 Prozent der Männer zu und über 35 Prozent der Frauen. Darunter gibt es nicht wenige, die 15 oder 20 Gramm Salz konsumieren, mitunter sogar noch mehr. Die Spannweite dürfte bei 2 bis 20 Gramm liegen.

In Westeuropa nehmen Männer im Durchschnitt 9 bis 14 Gramm täglich auf, Frauen 7 bis 10 Gramm.

Im Norden Japans wurden in den 1950er Jahren im Durchschnitt 27 Gramm Salz pro Kopf konsumiert. Der Verbrauch ist seitdem gesunken.

Früher war der Salzkonsum auch in Deutschland und Europa höher, weil Salz in höherem Maße zur Konservierung von Fleisch, Fisch und anderen Nahrungsmitteln genutzt wurde. Der mittlere Salzkonsum in Europa lag im 19. Jahrhundert bei 18 Gramm pro Tag, in den Jahrhunderten zuvor vor allem in Nordeuropa noch deutlich höher (MORRIS 2008). Das hat wesentlich zu der damals geringen Lebenserwartung beigetragen.

Schlußfolgerung: Die meisten Leute führen sich wesentlich mehr Salz zu als jene 3 bis 4 Gramm, die es bei geringer Konzentration im Blut höchstens sein dürften. Überlastung mit Natrium und Chlorid ist deshalb allgegenwärtig, in Deutschland und überall auf der Erde. Schuld daran ist unser Verlangen nach Salz.

Das Verlangen nach Salz

Landtiere müssen mit wenig Natrium und Chlorid auskommen. Das gilt besonders für Pflanzenfresser, die an eine geringe Zufuhr angepaßt sind. Fleischfresser sind über das Blut ihrer Beutetiere gut mit Natrium und Chlorid versorgt: Blut enthält 3,1 bis 3,2 Gramm Natrium pro Liter.

Menschen verfügten während ihrer Evolution nicht über Salz. Sie sind an eine Nahrung angepaßt, die wenig Natrium und Chlorid enthält. Bei Knappheit geht fast nichts über Nieren, Darm und Schweiß verloren. Menschen überleben ohne zusätzliches Salz, solange der Mindestbedarf gedeckt ist, z. B. über Gemüse.

Aufgrund der Knappheit an Natrium und Chlorid haben Landtiere in ihrer Evolution einen Geschmackssinn für

Salz entwickelt, um jenes Futter zu bevorzugen, das mehr Natrium und Chlorid enthält. Auch der Mensch verfügt über einen Geschmackssinn für Salz. Salat mit 20 bis 50 mg Natrium pro 100 Gramm hat einen milden Eigengeschmack, während Salat mit nur 5 bis 10 mg Natrium lasch und wäßrig schmeckt. Naturgemäß werden Salat und Gemüse bevorzugt, die über Eigengeschmack verfügen. Damit leitet uns der Geschmackssinn zu jener Nahrung, die mehr Natrium und Chlorid enthält. Das ist überlebenswichtig bei geringem Gehalt in der Nahrung.

Enthält die Nahrung jedoch zugesetztes Salz, werden solche Nahrungsmittel bevorzugt, was leicht zur Überlastung führt, vor allem bei Gewöhnung an salzreiche Kost.

Ist salzreiches Futter verfügbar, neigen auch Tiere zur Überlastung und tendieren zu einer Natrium-Konzentration im Blutplasma von 145 mmol/l (Morris 2008). Diese Überlastung verursacht langfristig Krankheit und Verfall. Ist gesalzene Kost verfügbar, so leitet uns unser starkes Verlangen nach Salz in die Irre. Der evolutionäre Vorteil unseres Geschmackssinnes für Salz kehrt sich ins Gegenteil.

Das Verlangen nach Salz wird paradoxerweise durch Wassermangel gesteigert. Denn bei einem Wasserdefizit wird neben dem antidiuretischen Hormon auch vermehrt Angiotensin ausgeschüttet, das zugleich den Appetit auf salzhaltige Kost steigert (Seite 63). Das ist verhängnisvoll, weil Salzkonsum den Wassermangel verstärkt, welcher wiederum Appetit auf salzhaltige Nahrung verursacht. Man gerät dadurch leicht in einen Teufelskreis dauerhafter Dehydration und Salzüberlastung, wodurch langsam aber sicher die Gesundheit ruiniert wird (mehr dazu in Kapitel 7 bis 9 sowie in unserem Buch *Wasser für unsere Gesundheit*).

Der Mythos der Verdauungsförderung durch Natriumchlorid

Das Verlangen nach Salz verführt dazu, Gründe zu erfinden, um den Salzkonsum zu rechtfertigen. Einer dieser Gründe lautet: Die Zugabe von Salz zur Nahrung fördere die Verdauung.

Im Blut befindet sich jedoch genug Chlorid zur Bildung der Magensäure (Salzsäure – HCl). Es bedarf keiner zusätzlichen Zufuhr von Chlorid, wenn die Konzentration im Normbereich liegt. Das Chlorid der Magensäure geht nicht verloren, es wird im Dünndarm vollständig wieder aufgenommen. Der Kreislauf ist geschlossen.

Der Mythos der Geschmacksverbesserung

Reines Natriumchlorid schmeckt widerlich. Was widerlich schmeckt, kann schlecht den Geschmack von Speisen verbessern.

Natriumchlorid reizt die salzempfindlichen Geschmacksknospen auf der Zunge. Natriumchlorid ist damit eher ein Reizmittel, das zur Gefräßigkeit verleitet, den Eigengeschmack der Nahrung überdeckt und zum Verzehr von Nahrung verführt, die ohne Salz nicht schmeckt. – Wer will schon Brot, Wurst oder Käse ohne Salz essen?

Die Regulierung der Ausscheidung

Überschüssiges Natrium und Chlorid werden vor allem über die Nieren ausgeschieden, bei starker Überlastung auch über den Darm, allerdings in geringerer Menge. Zudem werden überschüssiges Natrium und Chlorid beim Schwitzen über den Schweiß ausgeschieden.

Die Ausscheidung über Urin, Exkremente und Schweiß wird reguliert über Angiotensin, Aldosteron und natriuretische Peptidhormone. Bei einer Natrium- und Chlorid-Konzentration im unteren Normbereich (optimale Versorgung) geht kaum etwas über die Nieren verloren und nichts über den Darm. Wird geschwitzt, enthält auch der Schweiß kaum Natrium und Chlorid. Die Ausscheidung von Natrium und Chlorid wird bei optimaler Versorgung minimiert, um das Optimum im Blut zu bewahren und möglichst wenig von beiden Mineralstoffen zu verlieren.

Die Ausscheidung über den Schweiß

Die Konzentration an Natrium im Schweiß liegt zwischen 5 bis 55 mmol/l, gleiches gilt für Chlorid.

Bei optimaler Konzentration im Blutplasma geht fast nichts an Natrium und Chlorid über den Schweiß verloren (etwa in der Größenordnung von jeweils 5 bis 10 mmol/l). Das entspricht in der Summe 0,3 bis 0,6 g Natriumchlorid pro Liter Schweiß. Das ist fast nichts, zumal ein Liter Schweiß erst einmal gebildet und ausgeschwitzt werden muß.

Bei Überlastung werden es eher jeweils 40 bis 55 mmol/l an Natrium und Chlorid sein (zusammen das Doppelte). Das wären etwa 3 Gramm Natriumchlorid pro Liter Schweiß.

Die Nieren können ein Vielfaches davon ausscheiden. Die Ausscheidung wird durch wiederholtes und ausreichendes Wassertrinken gesteigert. Es ist leichter, durch Trinken einen Liter Urin zu bilden und dadurch die Salzausschwemmung zu erhöhen, als sich in der Sauna zu überhitzen oder Ausdauersport so lange zu treiben, bis über fünf oder sechs Liter Schweiß die gleiche Menge an Natrium und Chlorid ausgeschieden wurde.

Fehlerhafte Bemessung des Bedarfs

Oft wird der Fehler gemacht, den Bedarf nach der Ausscheidung zu bemessen. – Wird Salz zugeführt, erfolgt danach zwangsläufig die Ausscheidung des überschüssigen Natriums und Chlorids, weil der Organismus zu einer optimalen Konzentration im Blut tendiert. Wird über den echten Bedarf hinaus 1 Gramm Natriumchlorid zugeführt, wird danach 1 Gramm ausgeschieden. Werden 10 Gramm zusätzlich aufgenommen, werden 10 Gramm ausgeschieden.

Es wäre unsinnig, die Zufuhr von der Ausscheidung abhängig machen zu wollen, etwa derart: Ich habe viel Salz über Urin und Schweiß verloren, also muß ich mir jetzt auch wieder viel Salz zuführen, um die Verluste auszugleichen. Dies wäre nur mit erneuter Überlastung verbunden.

Früher wurde Natriumchlorid als Brechmittel gegeben, was lebensbedrohlich ist, wenn kein Erbrechen erfolgt.

Wirkmechanismus bei akuter Vergiftung mit Natriumchlorid: Anstieg der Natrium- und Chlorid-Konzentration im Blut. Aus den Zellen wird Wasser gezogen (Verminderung des Wassergehaltes und des Volumens der Zellen, zelluläre Dehydration). Anfangs starker Harndrang (Polyurie), danach drastische Einschränkung der Harnbildung (Anurie). Starker Durst und starke Dehydration des Organismus.

Folgen: Temperaturanstieg, Unruhe, Verwirrtheit, Schock und Bewußtlosigkeit infolge der Dehydration des Gehirns. Beschleunigte Atmung und atmungsbedingte Azidose (Übersäuerung). Abflachung bei der Elektroenzephalografie (EEG, Messung der elektrischen Aktivität des Gehirns). Durch Dehydration kommt es zur Schrumpfung des Gehirns, im Extremfall sogar mit Gefäßabrissen. Aufgrund des verdickten (dehydrierten) Blutes kann sich ein Gerinnsel (Thrombose) bilden, das eine Lungenarterie blokkiert und dadurch eine Lungenembolie verursacht.

Nachweis der Vergiftung: Natrium- und Chlorid-Konzentration im Blutplasma.

Tödliche Dosis: Ab 0,5 Gramm pro Kilogramm Körpergewicht. – Säugling: 1 Teelöffel gestrichen (5 g).

Kleinkind: 1 Eßlöffel gestrichen (15 g). Erwachsener: 2 bis 3 Eßlöffel gehäuft (40 bis 75 g), abhängig vom Körpergewicht ohne Fettgewebe (Volumen der extrazellulären Flüssigkeit). Dabei handelt es sich um die untere Grenze, ab der mit einer tödlichen Vergiftung zu rechnen ist.

Behandlung: Sofort viel Wasser trinken. Magenspülung

und Infusion mit reinem Wasser. Gabe von *Lasix* (Furosemid), ein Diuretikum, das die schnelle Ausscheidung des überschüssigen Natriums und Chlorids fördert. Bei stark überhöhter Natrium- und Chlorid-Konzentration im Blut sofort Dialyse (MÜHLENDAHL 1976).

Langfristige Schadwirkung: Bei einer Natrium-Konzentration von über 140 mmol/l im Blutplasma versteifen die Kapillargefäße, erhöht sich der Blutdruck, verhärten die Arterienwände und wird Arteriosklerose gefördert (mehr zu den Folgen in Kapitel 7 bis 9 sowie 11 und 12).

Schnelle Überwindung einer Überlastung

Die Nieren können im Normalfall 0,8 bis 1 Gramm überschüssiges Natrium pro Stunde ausscheiden (das entspricht 2 bis 2,5 g Natriumchlorid). Die Überwindung der Überlastung nach einer salzreichen Mahlzeit dauert also Stunden, gesunde Nieren vorausgesetzt.

Zur schnellen Ausscheidung ist wiederholt Wasser zu trinken. Doch bei Salzüberlastung ist das Durstgefühl unterdrückt, weshalb meist zu wenig getrunken wird.

Auch alkoholfreies Bier eignet sich zum Ausschwemmen überschüssigen Natriums und Chlorids, weil sich Bier isoton zum Blut verhält und in größerer Menge getrunken werden kann. Von Nachteil ist der Gehalt an Malzzucker (zusätzliche Kalorien) und die Belastung mit Harnsäure (Bierhefe enthält Purine). Normales Bier hilft gleichfalls bei der Überwindung der Salzüberlastung, ist allerdings mit einer entsprechenden Alkoholdosis verbunden.

Salzzufuhr steigert den Wasserbedarf. Will man mit wenig Wasser auskommen, darf kein Salz verwendet werden, bei langen Wanderungen, beim Bergsteigen oder bei einer Radtour in der Mittagshitze.

Überlastung mit Natriumchlorid stört den Elektrolyt-Haushalt und verstärkt die Dehydration bei Wassermangel, vermindert dadurch die körperliche Leistungsfähigkeit und das Durchhaltevermögen, besonders bei Hitze.

Mangel an Natrium und Chlorid

Ein Defizit an Natrium und Chlorid vermindert das Volumen der extrazellulären Flüssigkeit (Blutplasma, Zwischenzellraum), weil Wasser hauptsächlich mittels Natrium und Chlorid im extrazellulären Raum gehalten wird. Das führt zu Durst und Appetit auf salzige Speisen (Seite 63).

In diesem Falle läßt sich das Wasserdefizit nicht mit Trinken allein überwinden, weil das Wasser bald wieder ausgeschieden wird. Erst mit der Zufuhr von Wasser *und* etwas Salz (bei Mangel genügen wenige Gramm) wird das Defizit wirklich behoben und normalisiert sich das Volumen von Blutplasma und Zwischenzellraum. Auf diese Weise wird der atypische Durst überwunden. – Doch Vorsicht: Auch bei Gewöhnung an salzige Kost herrscht ein Verlangen danach, trotz der Überlastung mit Natrium und Chlorid.

Extremer Mangel an Natrium und Chlorid verursacht starke Dehydration und niedrigen Blutdruck, Schwäche, Lethargie, Erregung und Verwirrung.

Mangel an Natrium und Chlorid ist selten. Dennoch sind die möglichen Ursachen im Auge zu behalten:

1. Eine *zu geringe Zufuhr* über Wochen. – Kein Salz, kein Gemüse und kein Fleisch. Gemüse enthält im rohen Zustand zwar wenig, aber genug Natrium und Chlorid, um den Bedarf zu decken. Gleiches gilt für Fleisch (Seite 106).
2. *Übermäßige Wasserzufuhr*. – Dadurch Verdünnung des Blutes, die Natrium- und Chlorid-Konzentration im Blutplasma sinkt kurzzeitig bis zur Ausscheidung des überschüssigen Wassers.
3. *Wiederholtes Erbrechen*. – Die Magensäure besteht aus Salzsäure, die Chlorid enthält. Mit jedem Erbrechen geht Chlorid verloren.
4. *Anhaltender Durchfall* (z. B. wegen chronischer Entzündung der Darmschleimhaut, Cholera oder Amöbenruhr).
5. *Behandlung mit Diuretika.* Diese sind unnötig, wenn mit Salzbeschränkung der Blutdruck normalisiert wird.
6. *Nierenversagen.*
7. *Mangel an Aldosteron* aufgrund *adrenaler Insuffizienz* (Unterfunktion der Nebennieren). Bei Aldosteron-Mangel ist eine erhöhte Salzzufuhr notwendig, solange die Unterfunktion der Nebennieren besteht.

Vermeidung eines Mangels: Bei Gesunden genügt viel Gemüse, am besten roh, gedämpft oder als Gemüseeintopf. Gehaltvoll ist auch frisch gepreßter Gemüsesaft.

Die Zufuhr einer geringen Menge Natriumchlorid verhindert einen Mangel. Es sollten allerdings höchstens 1 bis 2 Gramm pro Mahlzeit sein und maximal 3 Gramm pro Tag, bei großen und muskulösen Menschen höchstens 4 Gramm (hohes Blutvolumen, großer Zwischenzellraum).

Kapitel 4

Natriumchlorid – Die Wirkung auf Pflanzen und Tiere

Natrium, Kalium und Chlorid in der Natur

Natrium und Kalium kommen im Gestein reichlich vor. Chlor ist hingegen ein seltenes Element in der Gesteinsschicht der Erde. Chlorid ist in den Weltmeeren konzentriert. Über die Hälfte des Meersalzes entfällt auf Chlorid. Auch Natrium ist reichlich in den Weltmeeren gelöst, Kalium dagegen nur in geringer Menge (Seite 118).

Der *mittlere Gehalt an Natrium, Kalium und Chlorid* in der Gesteinsschicht der Erde [Gramm pro Tonne]:

Natrium	28 300 g/t
Kalium	25 900 g/t
Chlorid	130 g/t

Bei der Verwitterung des Gesteins werden Natrium und Kalium freigesetzt, mit dem Regenwasser fortgespült und ins Grundwasser geschwemmt. Bei der Gesteinsverwitterung im Boden wird ein Großteil des Kaliums an Tonminerale gebunden, von den Bodenorganismen fixiert und den Pflanzenwurzeln aufgenommen, während Natrium vom Regenwasser in das Grundwasser geschwemmt wird. Deshalb bleibt Kalium zu einem Großteil im Boden, während Natrium in die Weltmeere ausgeschwemmt wird und sich dort konzentriert. Sandböden können Kalium weniger gut fixieren als Lehmböden.

Pflanzen brauchen für ihr Wachstum vor allem Kalium. Deshalb ist der Kaliumgehalt in Pflanzen naturgemäß hoch. Der Verzehr von Obst, Gemüse und Salat verspricht daher eine reichliche Kaliumzufuhr.

Natrium ist hingegen für Pflanzen von untergeordneter Bedeutung. Einige Pflanzen verbessern mit Natrium ihre Trockenresistenz. Der Natriumgehalt in Pflanzen ist gering, vom Gehalt im Boden und von der Art der Pflanze abhängig. Zu den Natriumakkumulatoren gehören Sellerie, Fenchel, Möhren, Rüben aller Art, Spinat, Salat, Kohlrabi; alles gute Quellen für Natrium, wenn der Boden etwas Natrium enthält. Ein höherer Gehalt an Natrium und Chlorid verleiht Salat und Gemüse einen besseren Eigengeschmack.

Die industrialisierte Landwirtschaft mit ihren humusarmen Böden erleichtert das Auswaschen des leichtlöslichen Natriums im Boden durch das Regenwasser, sobald dieses bei der Verwitterung des bodenbildenden Gesteins freigesetzt wird. Damit können diese Elemente nur noch in geringerer Menge von den Pflanzenwurzeln aufgenommen werden. Die Pflanzen verarmen an Natrium und Chlorid. Den Weidetieren fehlt es daran und sie fressen weniger. Ebenso geht es den Menschen: Salat und Gemüse schmecken lasch, wenn die Wurzeln kein Natrium und Chlorid aufnehmen konnten.

Erfolgt die Kaliumdüngung mit Kaliumchlorid, besteht kein Mangel an Chlorid im Boden. Es bleibt jedoch die Verarmung an Natrium. Zur Überwindung eines Natriumdefizits müssen Acker- und Weideböden wohldosiert mit Natriumchlorid gedüngt werden, ebenso Gartenland, abhängig vom (pflanzenverfügbaren) Natriumgehalt des Bodens und der Düngung mit Kalium (Kaliumdünger vermindert die Natriumaufnahme der Pflanzenwurzeln). Weidetiere fressen mehr, gewinnen schneller an Gewicht und Milchkühe geben mehr Milch, wenn die Futterpflanzen etwas mehr Natrium enthalten.

Auch die Menschen essen mehr Gemüse, wenn es besser schmeckt aufgrund eines höheren Gehaltes an Natrium und Chlorid. Bei Salat sorgt ein Natriumgehalt von 20 bis 50 mg/100 g bereits für einen guten Eigengeschmack, während Salat mit 5 bis 10 mg Natrium nicht schmeckt.

Weidetiere sind an eine knappe Natrium- und Chloridzufuhr angepaßt. Gleiches gilt für den Menschen. Raubtiere erhalten ausreichend Natrium und Chlorid über das Blut und die extrazelluläre Flüssigkeit ihrer Beutetiere. Der Gehalt des Blutes an Natrium liegt bei 3,2 g/l und an Chlorid bei 3,5 g/l.

Salzdrüsen bei Meerestieren

Meeresvögel scheiden überschüssiges Salz über ihre Nasendrüsen aus, das über einen Gang in den Schnabel gelangt. Funktionsfähige Salzdrüsen sind bei 13 Vogelordnungen nachgewiesen (Sturmvögel, Ruderfüßer, Stelzvögel, Flamingos, Gänsevögel, Greifvögel, Wat- und Möwenvögel und andere). Die Salzkonzentration des Salzdrüsensekrets kann doppelt so hoch sein wie die des Meerwassers. Hochseevögel wie Albatrosse weisen eine besonders hohe Konzentration im Salzdrüsensekret auf.

Meeressäuger wie Seehunde oder Delphine decken ihren

Bedarf an Wasser über ihre Fischnahrung. Außerdem ist ihr Urin stark konzentriert, wobei die Konzentration an Natrium und Chlorid etwa doppelt so hoch ist wie im Meerwasser. Wale verfügen über leistungsstarke Nieren und scheiden gleichfalls einen stark konzentrierten Urin aus.

Die meisten Krokodilarten sind auf Süßwasser angewiesen. Leistenkrokodile, Spitzkrokodile und andere marine Krokodile können hingegen im Brackwasser leben, weil sie über Salzdrüsen auf der Zunge überschüssiges Salz ausscheiden. Meeresschildkröten geben eine salzhaltige Lösung über ihre Orbitaldrüsen ab, Seeschlangen über ihre Unterzungendrüse.

Meeresfische eliminieren Salz über die Kiemen. Rohes Fleisch von Meeresfischen schmeckt mild, nicht salzig. Bei Knorpelfischen münden Salzdrüsen in den Enddarm.

Alle Meerestiere verfügen über eine Haut, die eine wirksame Barriere gegenüber dem Salz im Meerwasser bildet. Auch der Mensch kann im Meerwasser schwimmen, ohne sich dadurch mit Natriumchlorid zu belasten.

Schlußfolgerung: Salz ist giftig für die Zellen; für Tier- und Pflanzenzellen gleichermaßen. Meerestiere haben sich in der Evolution an den hohen Salzgehalt angepaßt und verfügen über separate Organe und leistungsstarke Nieren zur wirksamen Salzausscheidung. Landtieren fehlen Salzdrüsen und die Nieren sind nicht in der Lage, konzentriert Salz auszuscheiden.

Natriumchlorid ist auch für Pflanzen giftig. Sie gehen zugrunde, wenn der Salzgehalt im Boden zu hoch ist. Es entsteht eine Salzsteppe, wo allenfalls noch Salzgräser wachsen.

Das Gießwasser sollte höchstens 50 mg Natriumchlorid pro Liter enthalten.

Für die Versalzung verantwortlich sind zumeist verschiedene Salze. Besonders kritisch sind Sulfate. Ein Sonderfall der Versalzung ist die *Sodifizierung*, bei der sich Natriumchlorid an der Oberfläche des Bodens anreichert. Verbreitet ist auch die *Alkalisierung* des Bodens (Anstieg des pH-Wertes) durch Anreicherung von Natriumkarbonat im Boden.

Der Boden versalzt, wenn mineralhaltiges Wasser verdunstet und die Mineralstoffe als Salze an der Bodenoberfläche zurückbleiben, und wenn nur wenig Regenwasser die Salze ins Grundwasser ausschwemmt. Die Gefahr der Bodenversalzung besteht in trockenen und heißen Gegenden mit geringer Regenmenge, etwa wenn mineralreiches Grundwasser zur Bewässerung verwendet wird und schnell verdunstet.

Abhilfe verspricht die unterirdische Bewässerung, wobei nur wenig Wasser verdunstet, ebenso die oberirdische Bewässerung am Abend, die Abdeckung des Bodens mit Pflanzenabfällen (Mulch) und dichtem Pflanzenbewuchs, weil dadurch weniger Wasser verdunstet. Sinnvoll ist die reichliche Bewässerung mit zusätzlicher Drainage, wodurch die Salze fortlaufend ausgeschwemmt werden. Am besten wird Regenwasser in Zisternen aufgefangen und zur Bewässerung verwendet, da dieses kaum gelöste Mineralstoffe enthält und nicht zur Versalzung des Bodens beiträgt.

Salztolerante Pflanzen gedeihen auf versalzten Böden. Sie nutzen dabei folgende Methoden:

1. Nur Wasser passiert die Zellwände der Wurzeln.
2. Verdünnung des Zellsaftes.
3. Bildung von Glycinbetain, Pinitol oder Prolin, um in den Zellen den osmotischen Druck in salzreicher Umgebung aufrechtzuerhalten.
4. Manche Pflanzen deponieren überschüssiges Salz in den Blättern, bis diese die giftige Konzentrationsgrenze erreichen. Dann sterben die Blätter ab und werden abgeworfen.
5. Andere Pflanzen lagern in allen Teilen Salz ab. Die Salzkonzentration steigt stetig an, bis die tödliche Grenze erreicht ist und die Pflanze abstirbt. Allerdings hatte sie genügend Zeit, Samen zu bilden und einen vollständigen Fortpflanzungszyklus zu durchlaufen.
6. An der Oberfläche spezieller Blätter gibt es Salzdrüsen, über die Salz ausgeschieden wird.
7. An der Oberfläche der Blätter werden Blasenhaare gebildet, bestehend aus einer Stielzelle, auf der eine rundliche Blasenzelle sitzt. In diese Blasenzellen wird das Salz mittels Ionen-Pumpen befördert. Ist die toxische Grenze erreicht, brechen die Blasenhaare auf und anschließend ab, wodurch das Salzdepot beseitigt wird.

Meeresalgen und Phytoplankton lassen kein Natrium und Chlorid in die Zellen und halten trotzdem den osmotischen Druck im Zellinneren aufrecht mittels Dimethylsulfonpropionat (DMSP) und Schwefelbetainen. Zubereitete Meeresalgen schmecken nicht salzig, wenn das auf ihnen haftende Meersalz weggespült ist.

Kapitel 5

Natriumchlorid in der Nahrung

Der natürliche Gehalt an Natrium und Chlorid in der Nahrung

Milch schmeckt nicht salzig, dennoch enthält sie eine beachtliche Menge Salz: Ziegenmilch 40 mg Natrium und 130 mg Chlorid, Kuhmilch 50 mg Natrium und 100 mg Chlorid pro 100 Gramm.

Kuhmilch enthält viermal mehr Natrium als Muttermilch, obwohl sich stillende Mütter Natriumchlorid über gesalzene Speisen zuführen, während die Kühe nur Gras und Kräuter fressen, die wenig Natrium enthalten.

Verstecktes Salz in der Nahrung

Viel Salz wird versteckt mit der Nahrung zugeführt, über Brot, Käse und Wurst, über Salzgebäck, Räucherfisch, Fertiggerichte, Soßen, Suppen und Konserven, über das Essen in Gaststätten und Kantinen. Der Anteil des versteckt zugeführten Salzes beläuft sich meist auf 70 bis 90 Prozent. Der Rest wird beim Kochen zugegeben.

Werden die Speisen selbst gekocht und zubereitet, hat es jeder in der Hand, wieviel Salz zugeführt wird.

Brot enthält meist viel Salz, im Durchschnitt 1,3 g/100g (0,6 bis 2,0 g/100g). Bei einer Mahlzeit ergibt das allein für das Brot 2 bis 3 Gramm Salz. Hinzu kommt das Salz in Wurst und Käse. Das ergibt zusammen 4 bis 6 Gramm Salz bei einer Brotmahlzeit, manchmal noch mehr!

Das Salz im Mittagessen darf nicht vergessen werden: Eine Portion Gemüsesuppe mit 400 Gramm enthält 4,5 g Salz, eine andere sogar 5,8 g. Linsensuppe 2,5 g. Eine mittlere Pizza 5,4 g. Eine kleine Packung Kartoffelsalat mit zwei Würstchen aus der Dose 4,2 g. Käsespätzle mit Rahmspinat 4,4 g. Spaghetti mit Tomatensoße 2,5 g. Ein Glas Gemüsesaft 1,4 g oder Tomatensaft 1,2 g.

Selbst süßes Gebäck enthält Salz, Butterkekse zum Beispiel 1,5 g/100g. Das ergibt bei einer Packung mit 200 Gramm immerhin 3 Gramm Salz.

Auf diese Weise können durchaus zehn bis zwanzig Gramm Salz am Tag zugeführt werden, ohne daß man sich dessen bewußt ist. Der eigene Salzkonsum wird meist unterschätzt.

Der Salzgehalt ausgewählter Nahrungsmittel [g/100g].

Die Menge des zugesetzten Salzes kann im Einzelfall je nach Produkt vom angegebenen Wert erheblich abweichen (Angaben gemäß Bundeslebensmittelschlüssel, Fortsetzung auf der nächsten Seite).

Salzgehalt	[g/100g]	Salzgehalt	[g/100g]
Wurst		*Fisch*	
Bierschinken	2,8	Aal, geräuchert	1,0
Dosenwürstchen	1,8	Forelle, blau	0,7
Fleischwurst	2,5	Hering, Konserve	1,3
Kochschinken	2,5	Hering, Matjes	6,4
Knackwurst	3,0	Lachs, gebraten	0,6
Lachsschinken	6,1	Lachs, geräuchert	3,0
Leberwurst	1,7	Rotbarsch, gegart	0,6
Mettwurst	2,7	Salzhering	14,0
Salami	5,4	Sardellen, gesalzen	16,5
Schinken	5,3	Sardine, Konserve	2,3
Speck	4,1	Thunfisch, Konserve	2,2
Käse		*Brot, Gebäck*	
Bergkäse	1,7	Brot, salzarm	0,6
Blauschimmel	3,0	Butterkeks	1,5
Camembert	1,8	Cornflakes	2,3
Edamer	1,5	Fladenbrot	1,4
Emmentaler	0,8	Knabbergebäck	4,4
Feta	2,4	Knäckebrot	1,8
Frischkäse	0,8	Kräcker	1,9
Gorgonzola	3,6	Laugenbrezel	2,5
Gouda	2,8	Pumpernickel	1,1
Mozzarella	0,9	Salzstangen	4,6
Rocquefort	4,0	Sesamstangen	0,8
Schafskäse	3,1	Vollkornbrot	1,1
Tilsiter	2,0	Weißbrot	1,3

Salzgehalt	[g/100g]	Salzgehalt	[g/100g]
Fette		*Gerichte, zubereitet*	
Brotaufstrich	2,0	Bratkartoffeln	0,6
Butter mit Salz	2,0	Bauernfrühstück	0,6
Margarine	0,2 – 1,0	Erbsensuppe	0,8
Gemüsekonserven		Fleischbrühe	0,6
Champignon	0,8	Gänsebraten	0,6
Sauerkraut	0,9 – 1,4	Kartoffeln	0,4
Saure Gurken	0,6 – 1,1	Kartoffelsuppe	0,5
Spargel	0,5 – 0,9	Klöße	0,6
gesalzene Nüsse und Ölfrüchte		Knödel	1,0
Oliven, grün	4,5	Lasagne	0,8
Oliven, schwarz	6,3	Linsensuppe	0,7
Pistazien mit Salz	2,1	Pommes frites	0,8
Gewürze		Reis	0,4
Currysoße	5,7	Rinderbraten	0,5
Grillsoße	2,2 – 3,2	Schaschlik	0,6
Kräutersalz	85 – 90	Schnitzel	0,7
Senf	3,8	Spaghetti	0,5
Sojasoße	15,0	Spiegelei	0,7
Tomatenketchup	2,9	Tomatensuppe	0,5

Der Salzgehalt ausgewählter Nahrungsmittel [g/100g].

Fleisch ohne Zusatz von Salz enthält 45 bis 75 mg Natrium und 50 bis 70 mg Chlorid pro 100 g (in der Summe reichlich 0,1 g/100 g), vergleichbar mit natriumreichem Gemüse (Tabelle rechte Seite). Diese Gemüsesorten enthalten mehr Natrium, bezogen auf den niedrigen Kaloriengehalt.

[mg/100 g]	Na	K	[mg/100 g]	Na	K
Apfel	3	150	Bleichsellerie	132	344
Aprikose	2	280	Blumenkohl	16	330
Banane	1	400	Broccoli	19	370
Birne	2	125	Chinakohl	19	144
Brombeere	3	180	Endiviensalat	53	350
Erdbeere	3	145	Feldsalat	4	420
Himbeere	1	170	Fenchelknolle	86	494
Honigmelone	12	310	Grünkohl	42	490
Kirschen	3	270	Kartoffeln, roh	3	410
Kiwi	4	300	Knollensellerie	77	320
Mandarine	1	210	Kopfsalat	10	225
Mango	5	190	Kohlrabi	32	380
Nektarine	9	210	Löwenzahn	76	440
Orange	1	180	Mohrrübe	60	290
Pampelmuse	1	215	Rosenkohl	10	390
Papaya	3	210	Rote Rübe	58	336
Pfirsich	1	180	Spinat	65	630
Pflaume	2	220	Tomate	6	240
Wassermelone	1	260	Weißkohl	12	210
Weinbeere	2	190	Zwiebel	7	260

Natrium- und Kaliumgehalt in Obst und Gemüse [mg/100 g].

Obst und Gemüse enthalten viel Kalium und wenig Natrium. Gemüse liefert jedoch genug Natrium, um bei einer Ernährung ohne Salz den Bedarf zu decken. Es muß allerdings genug Salat und Gemüse gegessen werden. Entscheidend ist der Gehalt im Boden.

Wie läßt sich der Salzkonsum vermindern?

1. *Mehr Obst und Gemüse essen.* – Ein Apfel oder ein Stück Melone erfordern kein Salz. Rohkost schmeckt auch ohne Salz.
2. *Biologischer Anbau.* – Obst und Gemüse aus biologischem Anbau enthalten im Durchschnitt mehr Mineralstoffe und schmecken besser. Stickstoffdünger macht Salat und Gemüse wäßrig und fade. Fehlt der Eigengeschmack, ist man versucht zu salzen.
3. *Gemüse nur kurz dämpfen.* – Wird Gemüse im Wasser gekocht, verliert es Kalium, die geringe Menge an Natrium und Chlorid, und somit auch seinen Eigengeschmack, es wird fade und erfordert die Zugabe von Salz. Kurz gedämpftes Gemüse bleibt hingegen knackig und schmackhaft, auch ohne Zugabe von Salz.
4. *Mehr Speisen selbst zubereiten.* – Dabei sparsam Salz verwenden.
5. *Salz erst nach dem Garen den Speisen zugeben.* – Das Salz bleibt an der Oberfläche und vermag die Geschmacksknospen auf der Zunge stärker zu reizen. Damit benötigt man weniger Salz.
6. *Andere Gewürze verwenden.* – Der Salzbedarf vermindert sich bei Zugabe von Knoblauch, Bärlauch, Zwiebeln, Schnittlauch, Petersilie, Korianderkraut, Kurkuma (Gelbwurz), Pfeffer und Gewürzmischungen.
7. *Zurückhaltung bei Brot, Käse und Wurst.* – Diese enthalten verstecktes Salz und sind allein deshalb nicht als Grundnahrungsmittel geeignet. Salzarmes Brot und salzarmen Käse bevorzugen!

8. *Zurückhaltung bei salzreichen Nahrungsmitteln.* – Auf salzärmere Alternativen ausweichen oder ganz darauf verzichten.
9. *Vorsicht in Gaststätten und Kantinen.* – Hier wird zumeist reichlich Salz verwendet, in Gaststätten mitunter, um die Nachfrage nach Getränken zu stimulieren. Müssen Speisen während der Küchenzeit warmgehalten werden, sind sie zerkocht und fade, erfordern also auch deshalb mehr Salz.
10. *Entwöhnung.* – Wer sich an salzreiche Kost gewöhnt, der verlangt stärker gesalzene Speisen, weil die Geschmacksknospen der Zunge bei salzreicher Kost abstumpfen. Das ungesunde und übersteigerte Verlangen nach Salz wird somit auch durch Gewöhnung geprägt. In gleicher Weise kann man sich vom Salzkonsum auch entwöhnen, durch Rohkost und schonendes Dämpfen des Gemüses sowie durch sparsame Verwendung von Salz.

Die Kunden bestimmen den Salzgehalt der Nahrungsmittel durch ihr Kaufverhalten. Da die meisten Menschen salzsüchtig sind, ist zwangsläufig der Salzgehalt vieler Nahrungsmittel hoch. Das ist beim Einkauf zu bedenken.

Das Kalium/Natrium-Verhältnis der Nahrung

Während der gesamten Menschheitsentwicklung lag das Kalium/Natrium-Verhältnis der Nahrung bei etwa 10:1 oder darüber. Obst und Gemüse enthalten viel Kalium und wenig Natrium (Seite 107). Bei der heutigen Ernährung mit viel Salz verschiebt sich das Verhältnis in sein Gegenteil: Natrium überwiegt Kalium um ein Vielfaches (SCHWALFENBERG 2012).

Doch dieser Zustand läßt sich einfach korrigieren, mit mehr Kalium und weniger Natrium über Obst und Gemüse. Beim Kochen von Gemüse gehen jedoch 30 bis 50 Prozent des Kaliums in das Kochwasser über. Das zerkochte Gemüse schmeckt fade und das fehlende Kalium wird durch Natriumchlorid ersetzt, wodurch sich das K/Na-Verhältnis verschiebt. Beim Dämpfen geht hingegen nur ein kleiner Teil des Kaliums verloren, weshalb diese Art des Garens zu bevorzugen ist. Bei Eintopf und Suppe geht kein Kalium durch weggeschüttetes Kochwasser verloren.

Weißkraut hat ein K/Na-Verhältnis von 18:1 (18-facher Gehalt an Kalium gegenüber Natrium). Die Zugabe von Salz verschiebt das Verhältnis ins Gegenteil, bei Sauerkraut auf 1:2 bis 1:3. Bei frischen Gurken liegt das Verhältnis bei 18:1 und bei sauren Salzgurken bei 1:3. Die Unterschiede sind also enorm.

Brot wird oft als gute Kaliumquelle angesehen. Doch aufgrund der Zugabe von Salz liegt das K/Na-Verhältnis bei 1:2 bis 1:6. Es überwiegt also Natrium zwei- bis sechsfach gegenüber Kalium. Wird zum Brot Käse gegessen (K/Na bei 1:3 bis 1:16), verschlechtert sich das Verhältnis zusätzlich, ebenso bei Verzehr von Wurst und geräuchertem Fisch, gesalzener Margarine oder gesalzener Butter.

Das K/Na-Verhältnis sollte mindestens bei 10:1 liegen. Ansonsten führen Natriumüberlastung und relativer Kaliummangel zum Verfall der Gesundheit, z. B. zu Arteriosklerose und Osteoporose (mehr dazu in Kapitel 11 und in unserem Buch *Osteoporose als Folge fehlerhafter Ernährung und Lebensweise. Über die Irrtümer der Osteoporose-Medizin und die Kunst, gesund zu bleiben*).

Kapitel 6

Natriumchlorid und andere Salze

Salz

Salze sind chemische Verbindungen aus positiv und negativ geladenen Ionen (Kationen, Anionen), die im festen Zustand Ionengitter bilden und zu Kristallen aufgebaut werden.

Anorganische Salze bestehen aus Metallen, Nichtmetallen oder deren Oxiden. Bei organischen Salzen besteht zumindest eine Komponente aus einer organischen Verbindung (molekulare Verbindung mit Kohlenstoff und Wasserstoff).

Natriumchlorid

Bei dem in der Küche verwendeten Salz handelt es sich um Natriumchlorid (NaCl), so der korrekte chemische Begriff. Weitere Bezeichnungen sind:

- *Kochsalz.* – Trivialname im Alltag, weil Natriumchlorid seit Jahrtausenden gekochten Speisen zugesetzt wird, mitunter auch *Speisesalz* oder *Tafelsalz* genannt.
- *Halit.* – Bezeichnung für Natriumchlorid in der *Mineralogie* als Hauptbestandteil von Steinsalz.

- *Steinsalz, Salzgestein.* – Bezeichnung im Bergbau.
- *Kristallsalz.* – Nichtssagende Bezeichnung, weil alle Salze Kristalle bilden und damit aus Salzkristallen bestehen.
- *Himalayasalz.* – Handelsbezeichnung für rosafarbenes Steinsalz. Es besteht zu 97 bis 98 Prozent aus Natriumchlorid.
- *Auftausalz.* – Besteht zu mindestens 95 Prozent aus Natriumchlorid und ist aufgrund der anderen Bestandteile nicht zum Verzehr geeignet.
- *Regeneriersalz.* – Reines Natriumchlorid mit genau definierter Korngröße. Dient dem Ionenaustausch im Wasser zum Zwecke der Enthärtung (Austausch von Natrium-Ionen gegen Kalzium- und Magnesium-Ionen in Wasserwerken, Spülmaschinen und Hauswasseranlagen).
- *Pökelsalz.* – Besteht aus Natriumchlorid und enthält 0,5 bis 0,6 Prozent Nitrit.
- *Kräutersalz.* – Besteht aus Speisesalz oder Meersalz und mindestens zu 15 Prozent aus getrockneten Kräutern.

Steinsalz

Steinsalz ist ein Sedimentgestein und besteht fast ausschließlich aus Halit (Natriumchlorid), verunreinigt durch geringe Beimengungen an Kalziumsulfat, Kaliumchlorid und Tonmineralien.

Entstehung: Eine flache Bucht wird vom Meer langsam abgetrennt, wobei weiterhin ein Wasseraustausch stattfindet. Das Meerwasser verdunstet in der Bucht und der Salzgehalt im Wasser steigt an. Aufgrund der Verdunstung geht der Bucht Wasser verloren und der Wasserspiegel sinkt. In diese Senke fließt weiteres salzhaltiges Meerwasser nach, das ebenfalls verdunstet und den Nachstrom weiteren Meerwassers zur Folge hat. Auf diese Weise steigt der Salzgehalt im Wasser der Bucht immer weiter an, bis die Sättigungskonzentration überschritten wird und sich Salz am Boden der Bucht absetzt: zuerst Kaliumsulfat, dann Kalziumsulfat, später Magnesiumsulfat und zum Schluß Natriumchlorid. Dadurch bauen sich Schichten mit unterschiedlichen Salzen auf. Die Schicht mit Natriumchlorid ist die mächtigste und macht bis zu 90 Prozent der gesamten Salzschicht aus.

Durch tektonische Bewegungen im Laufe von Jahrmillionen versinken diese Salzschichten in der Erde und bilden Salzgestein. Dieses ist durch tektonischen Druck leicht verformbar. Aufgrund seiner geringen Dichte und leichten Verformbarkeit wird das Salzgestein stellenweise nach oben gedrückt. Dadurch bilden sich mitunter vertikale Salzstöcke und kuppelförmige Salzdome, die bis an die Erdoberfläche reichen oder von einem Deckgebirge überlagert sein können.

Das Alter: Die Salzlagerstätten am Oberrhein und in Schlesien sind erst vor 2 Millionen Jahren entstanden, in Württemberg und der Oberschweiz bereits vor 205, in Mitteldeutschland und in den Ostalpen vor 250, am Toten Meer vor 438 und in Pakistan schon vor 570 Millionen Jahren.

Speisesalz wird aus Steinsalz gewonnen und besteht zu 98 bis 99 Prozent aus Natriumchlorid. Karbonate im Salz bewirken die Trübung beim Auflösen des Salzes im Wasser.

Durch selektives Lösen mittels Verdunsten oder Verdampfen (Siedesalz) wird das Speisesalz in Salinen von den Begleitstoffen getrennt und gereinigt, soweit dies mit vertretbaren Kosten möglich ist.

Normales Speisesalz ist hygroskopisch: Es nimmt Wasserdampf aus der Luft auf, wird feucht und verklumpt, so daß es sich schlecht im Salzstreuer dosieren läßt. – Doch nicht das Natriumchlorid selbst ist hygroskopisch, sondern Verunreinigungen, vor allem Magnesiumchlorid. Reines Magnesiumchlorid hat die Eigenschaft, sich unter Einwirkung der Luftfeuchte steinartig zu verhärten.

Zur *Verbesserung der Rieselfähigkeit* wird Kalziumkarbonat (Kalk) zugesetzt, ferner Magnesiumkarbonat, Aluminiumoxid, Silikate, Kaliumhexacyanidoferrat(II) und Natriumferrocyanid. Das schwerlösliche Kalzium- und Magnesiumkarbonat verursacht die Trübung beim Auflösen des Speisesalzes im Wasser. Diese Zusätze gelten als gesundheitlich unbedenklich, weil sie schwerlöslich sind und deshalb im Darm kaum aufgenommen werden. Hexacyanidoferrat ist eine chemisch stabile Komplexverbindung, die bei der verwendeten niedrigen Konzentration als unbedenklich erachtet wird. Doch unter Einwirkung der Magensäure kann ein Teil dieser Verbindung aufgelöst werden. Deshalb ist es besser, auf Salz mit solchen Rieselhilfen zu verzichten und statt dessen Reiskörner im Salzstreuer zu verwenden, die das Verklumpen verhindern.

Jodsalz

Jodsalz ist Speisesalz, dem *Natriumjodat* oder *Kaliumjodat* zugesetzt ist (15 bis 25 µg Jod pro Gramm Salz).

Elementares Jod sublimiert leicht, tritt also vom festen in den gasförmigen Aggregatzustand über und verflüchtigt sich. Das Jod in Natrium- oder Kaliumjodat ist hingegen gebunden, es kann sich dennoch in geringer Menge verflüchtigen. Deshalb ist für Jodsalz ein Mindesthaltbarkeitsdatum vorgeschrieben, während normales Speisesalz unbegrenzt gelagert werden kann.

Selten ist hierzulande ein *extremer Jodmangel*, verbunden mit der Entwicklung eines Kropfes (stark vergrößerte Schilddrüse, Struma). Häufig ist hingegen *Jodmangel*, verbunden mit geringfügig bis moderater Vergrößerung der Schilddrüse und Schilddrüsen-Unterfunktion. Noch häufiger ist ein *unterschwelliger Jodmangel*: Es lassen sich zwar noch keine Mangelerscheinungen feststellen, dennoch verfügt die Schilddrüse nicht mehr über ausreichend Jodreserven. Verdächtig sind Beschwerden wie ständige Müdigkeit auch bei ausreichendem Schlaf, Antriebsschwäche, fehlende Ausdauer und schnelle Erschöpfung bei Anstrengung, hohes Schlafbedürfnis, Konzentrationsschwäche, Kälteempfindlichkeit und kühle Haut.

Zur Verhütung eines Jodmangels wird Jodsalz empfohlen. Bei 3 Gramm Salz werden täglich theoretisch 45 bis 75 µg Jod zugeführt, bei 6 Gramm 90 bis 150 µg Jod, sofern sich das Jod nicht verflüchtigt hat.

Der Mindestbedarf liegt nach der *Deutschen Gesellschaft für Ernährung* jedoch bei 150 bis 200 µg Jod pro Tag, für Schwangere bei 230 µg und für stillende Mütter bei 260 µg.

Der Jodbedarf sollte nicht allein über Jodsalz gedeckt werden, und zwar aus diesen Gründen:

1. Der Jodgehalt schwindet bei der Lagerung und wird mit der Zeit immer geringer.
2. Die Zufuhr von Salz sollte gesenkt, die von Jod jedoch gesteigert werden. Beide Forderungen widersprechen sich. – Wer versucht, seinen Jodbedarf mit Jodsalz zu decken, der überlastet sich mit Natriumchlorid, was zu Lasten der Gesundheit geht (mehr dazu in den folgenden Kapiteln). Wer hingegen nur wenig Jodsalz konsumiert, kann seinen Jodmangel allenfalls etwas abmildern, aber nicht überwinden.
3. Viele Menschen verwenden Meersalz oder Steinsalz (Kristallsalz) und nehmen auf diesem Wege praktisch kein Jod auf (Meersalz 0,6 µg Jod/g, Steinsalz 0,1 bis 2,2 µg Jod/g).
4. Viele Patienten mit einem ausgeprägten Jodmangel brauchen einmalig eine höhere Joddosis, um ihre Jodmangel-Erkrankung zu überwinden. Es reicht nicht aus, sich über Jodsalz eine geringe Menge an Jod zuzuführen, die bei einem Hundertstel oder Tausendstel des Notwendigen liegt.

Aus den genannten Gründen ist es verfehlt, die Jodzufuhr an den Salzkonsum zu koppeln. Auf Jodsalz kann verzichtet werden, wenn Jod anderweitig bedarfsgerecht zugeführt wird, zum Beispiel über Lugolsche Lösung oder frei verkäufliche Jodtabletten.

Ein Jodmangel ist mit einer erhöhten einmaligen Dosis zu überwinden, verteilt auf 20 bis 60 Tage. Bei einem gut gefüllten Jodspeicher in der Schilddrüse dauert es Jahre, bis sich die Speicher leeren und zum Mangel führen, denn die Schilddrüse vermag einen Jodvorrat für Jahre anzulegen.

Fluoridsalz ist Natriumfluorid zugesetzt (etwa 0,25 mg Fluorid pro Gramm Salz).

Steinsalz (Kristallsalz) enthält bis zu 0,23 mg Fluorid pro Gramm Salz (je nach Bergwerk), also fast genauso viel.

In *Meersalz* ist der Fluoridgehalt relativ gering, nämlich 0,035 mg/g.

Doch Fluorid ist hochgiftig! Je geringer die Zufuhr, desto besser. Salz darf kein Fluorid enthalten; auch Trinkwasser sollte frei von Fluorid sein (mehr dazu in dem Buch *Fluor, Vorsicht Gift! Die schwerwiegenden Folgen der Fluoridvergiftung* von THOMAS KLEIN).

Die Zufuhr von Fluorid hat zudem keinen Einfluß auf die Entstehung von Karies. Bei Fluoridaufnahme während der Kindheit und Jugend wird die Zahnbildung gestört mit der Folge der Schädigung des Zahnschmelzes (Zahnfluorose). Nur die stärkeren Schäden vermag der Zahnarzt mit bloßem Auge wahrzunehmen. Durch Zahnfluorose erhöht sich die Kariesanfälligkeit aufgrund eines größeren Porenvolumens im Zahnschmelz.

Allein eine hochkonzentrierte lokale Fluoridanwendung an der Zahnoberfläche vermag einen beginnenden Kariesprozeß zu hemmen und zu verlangsamen (hinreichend hohe Konzentration, häufige Anwendung, zum Beispiel zweimal täglich Zähneputzen mit fluoridhaltiger Zahnpasta in ausreichender Menge). Dabei werden allerdings jedesmal auch geringe Fluoridmengen über die Mundschleimhaut und durch Verschlucken aufgenommen, was sich mit der Zeit summiert und zur Fluoridakkumulation führt, vor allem in den Knochen (eine Folge: erhöhtes Frakturrisiko im Alter).

Besser ist es, Karies gar nicht erst entstehen zu lassen, und zwar mit richtiger Ernährung (mehr darüber in dem Buch *Gesunde Zähne. Warum Zähneputzen nicht genügt und richtige Ernährung so wichtig ist* von THOMAS KLEIN).

Meersalz

Ein Liter Meerwasser enthält 35 Gramm Meersalz.

Meersalz besteht aus einer Mischung verschiedener Salze (Angaben in Prozent der Masse): 30,6 Prozent Natrium und 55,1 Prozent Chlorid (zusammen 85,7 Prozent), ferner Magnesium (3,7 Prozent), Kalzium (1,2 Prozent), Kalium (1,1 Prozent), Sulfat (7,7 Prozent) und die übrigen Stoffe (0,7 Prozent).

Bezogen auf die molare Masse besteht das Meersalz zu 42 Prozent aus Natrium und zu 49 Prozent aus Chlorid, zusammen 91 Prozent. – Chlorid ist vor allem an Natrium gebunden, aber auch an Kalium und Magnesium, Sulfat an Magnesium und Kalzium. Magnesiumsulfat hat einen bitteren Geschmack, der jedoch wegen des geringen Anteils von 6,5 Prozent nicht wahrgenommen und vom salzigen Geschmack des Natriumchlorids überdeckt wird. Kalziumsulfat ist als Gips bekannt.

Gewonnen wird Meersalz durch Einleitung des Meerwassers in flache Becken (Salinen). Anschließend läßt man das Meerwasser verdunsten und übrig bleibt das Meersalz.

Das *Salz des toten Meeres* schmeckt sehr bitter. Es besteht größtenteils aus Magnesium, Kalium und Chlorid.

Himalayasalz

Himalayasalz ist eine Handelsbezeichnung für rosafarbenes Steinsalz. Es stammt nicht aus dem Himalaya, wo es gar keine Salzlagerstätten gibt, sondern aus den Salzbergwerken eines Hügellandes (*salt range*) in der pakistanischen Provinz Punjab, unweit der Stadt Lahore, 200 Kilometer südwestlich des Himalaya. Salz wird dort seit dem 16. Jahrhundert abgebaut.

Himalayasalz besteht zu 97 bis 98 Prozent aus Natriumchlorid (wie viele andere rohe Steinsalze auch). Zu den Verunreinigungen gehören Kalziumkarbonat und -sulfat sowie Kaliumchlorid. Seine rötliche und ins Rosa gehende Färbung verdankt es dem geringfügigen Anteil an Eisenoxid.

Himalayasalz verspricht keinen gesundheitlichen Vorteil gegenüber anderen Salzen. Nachteilig ist der relativ hohe Gehalt an Fluorid.

Blausalz

Blausalz stammt aus der Wüste Lut, dem Hochland im Osten Irans. Blausalz besteht zu 85,8 Prozent aus Natriumchlorid, zu 13 Prozent aus Kaliumchlorid sowie anderen Stoffen.

Vor 250 bis 600 Millionen Jahren verbanden sich Natriumchlorid und das Mineral Sylvin (Kaliumchlorid) unter hohem Druck der tektonischen Verschiebung der Erdplatten. Dabei wurden die Kristallgitter verschoben. Scheint Licht durch die Salzkristalle, wird das Licht besonders gebrochen und es entsteht die bläuliche Färbung.

Die Verkäufer des Blausalzes schreiben diesem einen besonderen Wert für die Gesundheit zu und verweisen auf den hohen Gehalt an Kalium. Doch dieser liegt nur bei 7 bis 12 Prozent. Blausalz besteht zu 86 Prozent aus Natrium und Chlorid. Damit enthält es gleich viel Natriumchlorid wie Meersalz.

Schwarzes Salz

Schwarzes Salz (*Kala Nimak*) ist ein vulkanisches Steinsalzmineral und wird in Indien, Nepal und Pakistan verwendet, besonders in der Ayurveda-Küche. Es wird in Vulkan- und Lavaminen wie Steinsalz abgebaut.

Schwarzes Salz besteht größtenteils aus Natriumchlorid, enthält aber auch Natriumsulfat, Eisensulfide und Schwefelwasserstoff, der äußerst giftig ist, in geringer Menge jedoch vom Organismus toleriert wird. Die Schwefelverbindungen vermitteln einen rauchigen, leicht bitteren Geschmack, der Schwefelwasserstoff einen stechend scharfen Geruch nach verfaulten Eiern. Die dunkelviolette Färbung ist auf die Eisensulfide zurückzuführen. – Geschmack und Geruch dieses Salzes sind widerlich.

Das richtige Salz

Welches Salz ist zu bevorzugen? Zuerst gilt die Regel: Je weniger Salz, desto besser, sofern der Mindestbedarf gedeckt ist (200 mg Natrium, 300 mg Chlorid pro Tag, Seite 84).

Die geringste Schadwirkung geht von reinem Natriumchlorid aus. Es enthält kein Fluorid und keine anderen gesundheitsschädlichen Verunreinigungen. Zu vermeiden sind Zusätze zur Verbesserung der Rieselfähigkeit.

Akzeptabel ist auch Meersalz. Es enthält nur wenig Fluorid, nämlich 0,035 mg pro Gramm Salz, was sich bei 6 Gramm Salz dennoch auf 0,2 mg Fluorid täglich addiert. Meersalz enthält auch etwas Sulfat (77 mg/g), das in dieser Menge unbedenklich ist. – Auch für Meersalz gilt: Je geringer der Konsum, desto geringer die Zufuhr von Fluorid, Sulfat und sonstigen Verunreinigungen.

Salz – ein Antibiotikum

Seit Jahrtausenden wird Salz als Konservierungsmittel verwendet. Salz macht Fleisch und Fisch haltbar, ebenso Sauerkraut, saure Gurken und andere Nahrungsmittel.

Salz entwässert das Gewebe von Fleisch und Fisch, verhindert die Besiedlung und Vermehrung von Bakterien. Salz wirkt somit als Antibiotikum. Vor der Zubereitung des gesalzenen Fisches oder Fleisches ist ein Großteil des Salzes durch Wässern wieder zu entfernen.

Besser als die Konservierung mit Salz ist das Trocknen, Kühlen und Tiefgefrieren.

Die Zugabe von Natriumchlorid konserviert Fleisch, Fisch und Wurst. Doch es verhindert nicht die Grauverfärbung des Fleisches und weist nur einen geringen Hemmfaktor gegenüber dem Bakterium *Clostridium botulinum* auf. Das *Botulinum-Neurotoxin* ist hochgiftig; es blockiert die Erregungsübertragung von Nervenzellen und kann selbst in extrem geringer Dosis zu Atem- und Herzstillstand führen.

Gegen den Befall von Fleisch, Fisch und Wurst mit diesem Bakterium hilft die Zugabe von *Nitrat* oder *Nitrit* zum Salz, das dadurch zum *Pökelsalz* wird. Gepökeltes Fleisch behält seine rötliche Färbung.

Im 19. Jahrhundert enthielt Pökelsalz 2 bis 10 Prozent *Nitrat*, heutzutage wird in Deutschland 0,5 bis 0,6 Prozent *Nitrit* zugesetzt, was deutlich giftiger ist als Nitrat. – *Pökelsalz* ist gekennzeichnet mit E249 (Kaliumnitrit), E250 (Natriumnitrit), E251 (Natriumnitrat) und E252 (Kaliumnitrat).

Die Giftigkeit des Nitrits. – Nitrit ist ein starkes Oxidationsmittel. Es oxidiert unter anderem das Hämoglobin zu Methämoglobin, was zu Lasten des Sauerstofftransportes der roten Blutzellen geht. Für Kleinkinder kann dies lebensbedrohlich sein. Erwachsene haben eine höhere Toleranz gegenüber Nitrit, weil bei ihnen das Enzym Methämoglobin-Reduktase Methämoglobin wieder in Hämoglobin umwandelt.

Aus Nitrit werden stark *krebserregende Nitrosamine* gebildet, vor allem im sauren Milieu des Magens (Reaktion von Aminosäuren mit Nitrit). Nitrosamine können bereits in gepökelten proteinreichen Nahrungsmitteln enthalten sein, wenn Nitrit mit Aminen reagiert. Der Rückgang bei Magenkrebs-Erkrankungen wird auch auf den verringerten Konsum von Pökelsalzen zurückgeführt.

Bei Zufuhr von Nitrit entstehen im Organismus vermehrt *reaktive Stickstoff-Verbindungen*, wodurch die Alterung beschleunigt und langfristig womöglich Gewebe- und Organschäden gefördert werden.

Etwa 80 bis 90 Prozent aller verarbeiteten Fleisch- und Wurstwaren sind gepökelt.

Die Giftigkeit des Nitrats. – Nitrat ist in dem Maße giftig, wie es im Verdauungstrakt zu Nitrit umgewandelt wird.

Schmelzsalze

Schmelzsalze sind Zusatzstoffe in Nahrungsmitteln, die deren Quellfähigkeit und Wasserhaltevermögen verbessern, und das Austreten von Wasser und Fett verhindern. Schmelzsalze wirken komplexbildend, zum Teil auch als Säurepuffer.

Schmelzsalze werden unter anderem bei der Herstellung von Schmelzkäse und streichfähiger Wurst verwendet. Zugelassen als Schmelzsalze sind Kalzium-, Kalium- und Natriumsalze der Milch-, der Zitronen- und Phosphorsäure.

Bedenklich ist der Zusatz von Phosphaten (E339 bis E341, E450 bis E452), weil Phosphatüberlastung die Alterung beschleunigt und die Entstehung degenerativer Erkrankungen fördert (mehr dazu in unserem Buch *Osteoporose als Folge fehlerhafter Ernährung und Lebensweise. Über die Irrtümer der Osteoporose-Medizin und die Kunst, gesund zu bleiben*).

Sulfathaltige Salze

Im *Meersalz* ist zu 7,7 Prozent *Sulfat* enthalten.

Natriumsulfat (*Glaubersalz*). – Wurde früher als Abführmittel verordnet, benannt nach dem Apotheker JOHANN GLAUBER (1604–1668), der dieses Salz entdeckte. Natriumsulfat schmeckt sehr bitter und ist giftig (die Giftwirkung geht vom Sulfat aus). Größere Mengen führen zu Darmkoliken, Blähungen, Durchfall, Dehydration, Kaliummangel, Muskelkrämpfen und Schwäche. Beim Schwein wurden nach Überdosierung folgende Symptome beschrieben: Nervosität, Zucken, Zittern, Krämpfe mit Muskelerschlaffung, großflächige, bläschenartige Degeneration und Gewebetod im Gehirn. Beim Rind wurden bei Überdosierungen Lähmungen festgestellt, Apathie, beschleunigte Atem- und Herztätigkeit, starker Durst, schwere Darmreizung, Durchfall, kolikartige Schmerzen, schmerzhaft-spastischer Stuhl- und Harndrang, häufige Harnabgabe sowie Untertemperatur.

Magnesiumsulfat (*Bittersalz*). – Wirkt ähnlich wie Natriumsulfat (auch hier geht die Giftwirkung vom Sulfat aus). Reizt und schädigt die Schleimhäute im Darm, führt zu Darmentzündungen und Darmkrämpfen.

Karlsbader Salz. – Wird durch Verdampfen Karlsbader Mineralwassers gewonnen. Es enthält viel Sulfat, ferner Natrium, Kalziumkarbonat, auch etwas Lithium, Eisen, Zink und Kupfer. Ein Teelöffel Salz wird in einem Glas Wasser aufgelöst und getrunken. Das wirkt abführend wegen des hohen Gehaltes an Sulfat. Man versucht damit, Verstopfung zu behandeln. Doch bei längerer Anwendung wird die Darmschleimhaut geschädigt. – Karlsbader Mineralwasser ist giftig und besitzt keinerlei Heilkraft.

Kapitel 7

Krank durch Überlastung mit Natriumchlorid

Die direkte und indirekte Schadwirkung

Salz in einer offenen Wunde brennt schrecklich, denn es reizt die Schleimhäute, mit denen es in Kontakt kommt.

Die Zufuhr von Natriumchlorid übt eine *direkte Schadwirkung* auf den Organismus aus. Diese ist allerdings nicht linear von der zugeführten Menge abhängig. Es gibt eine unbedenkliche Dosis pro Mahlzeit und pro Tag, abhängig von der Natrium-Konzentration im Blutplasma (Seite 77). Jenseits dieser Grenze steigt die Schadwirkung exponentiell mit der zugeführten Menge an, bis zur potentiell tödlichen Dosis: 40 bis 75 Gramm bei Erwachsenen (Seite 93).

Langfristig schädigend wirkt eine Natrium-Konzentration im Blutplasma von über 140 mmol/l. Die meisten Menschen haben höhere Werte, weil sie zuviel Salz aufnehmen.

Die *indirekte Schadwirkung* beruht auf der Störung des Wasser- und Elektrolyt-Haushaltes. Salzzufuhr wirkt dehydrierend, weil die Konzentration an Natrium und Chlorid im Blutplasma und im Zwischenzellraum ansteigt. Dagegen hilft nur wiederholtes Trinken, was allerdings selten geschieht, denn das Durstempfinden wird unterdrückt.

Ist Dehydration eine Dauererscheinung, über Jahre und Jahrzehnte hinweg, so geht dies zu Lasten der Gesundheit (mehr dazu in unserem Buch *Wasser für unsere Gesundheit*).

Salz macht minderwertige und ungesunde Nahrung genießbar, die ansonsten nicht schmecken und nicht gegessen würde.

Andere Bestandteile im Salz schaden ebenfalls. Man denke nur an Fluorid im fluoridierten Speisesalz und im Kristallsalz (abhängig von der Herkunft), oder an Sulfat im Meersalz.

Übermäßige Nahrungszufuhr und Fehlernährung

Salz verleitet zu einer Ernährung, die reich an leeren Stärke- und Fettkalorien ist, reich an tierischem Protein und an entzündungsfördernden Fettsäuren (Linolsäure in pflanzlichen Ölen, Arachidonsäure in tierischen Fetten).

Der Zusatz von Salz verleitet zum übermäßigen Essen, zur übermäßigen Kalorien- und Proteinzufuhr. Langfristig führt das zu *Übergewicht* mit unschönen und lästigen Fettdepots. Übergewichtige treiben ungern Sport und bewegen sich zu wenig. *Bewegungsmangel* wiederum begünstigt Übergewicht und zahlreiche Erkrankungen.

Bei Übergewicht und Fettleibigkeit verschlechtern sich die *Blutwerte*: erhöhter Glukose- und Insulinspiegel (morgens nüchtern und auch tagsüber), erhöhte Blutfettwerte, erhöhte Werte für glykiertes Hämoglobin (HbA1) und Fructosamin sowie erhöhter Blutdruck. Das sind alles Indikatoren einer schlechten gesundheitlichen Verfassung.

Übermäßige Kalorien- und Proteinzufuhr beschleunigt die *Alterung*, fördert *Insulinresistenz* und *Diabetes Typ 2*, *Herz- und Kreislauf-Erkrankungen*, *Demenz* und *Nierenerkrankungen*, ebenso das Tumorwachstum bei *Krebserkrankungen*.

Der Unterschied in der *Lebenserwartung* ist enorm zwischen gesunder Ernährung mit wenig Salz gegenüber ungesunder salzreicher Ernährung, verbunden mit übermäßiger Zufuhr leerer Zucker- und Stärkekalorien, ungesunder Fette und tierischem Protein (ausführlich dazu in unserem Buch *Osteoporose als Folge fehlerhafter Ernährung und Lebensweise. Über die Irrtümer der Osteoporose-Medizin und die Kunst, gesund zu bleiben*).

Selbst moderate Mengen an Salz haben großen Einfluß auf Gesundheit und Lebenserwartung, da Salz zu Fehlernährung und Völlerei verführt.

Insulinresistenz und Übergewicht

Je höher die Salzzufuhr bei Jugendlichen, desto höher war das mittlere Übergewicht und desto stärker die chronischen unterschwelligen Entzündungen, so eine Studie in den USA (Zhu 2014).

Das zeigte sich auch bei Kindern und Jugendlichen im Iran: Je höher die Salzzufuhr, desto höher das mittlere Übergewicht (Rafie 2017).

Bei Jugendlichen in Südkorea ist eine hohe Salzzufuhr verbunden mit einer hohen Häufigkeit von Insulinresistenz (Chun 2016); eine Stoffwechselstörung, die Diabetes Typ 2 vorausgeht und dieser Erkrankung zugrunde liegt.

Auch bei Erwachsenen in Südkorea wurde ein solcher Zusammenhang festgestellt: einerseits eine hohe Salzzufuhr, andererseits eine hohe Häufigkeit für Insulinresistenz, Übergewicht und Fettleibigkeit, für Bluthochdruck, hohe Blutfett- und Blutzuckerwerte (Oh 2015).

Metabolisches Syndrom

Beim *metabolischen Syndrom* ist der Blutzuckerwert erhöht (*Insulinresistenz*), ebenso der Cholesterinwert (VLDL), die Blutfettwerte (Triglyzeride) und der Blutdruck. Das metabolische Syndrom geht oft einher mit einer Verfettung der Leber und Fettansatz, vor allem an Bauch und Hüfte. Aus dem metabolischen Syndrom kann sich *Diabetes Typ 2* entwickeln, sofern die Ursachen weiter wirken.

Ist das Verhältnis von Natrium zu Chlorid im Blut erhöht, besteht ein hohes Risiko für die Entwicklung des metabolischen Syndroms innerhalb weniger Jahre (Kimura 2016).

Je höher die Salzzufuhr, desto höher das Übergewicht und das Diabetes-Risiko (Radzeviciene 2017). Das liegt wahrscheinlich daran, daß Salz den Appetit steigert und mehr ungesunde Nahrung gegessen wird. Andere Studien bestätigen diesen Sachverhalt.

Die reichliche Zufuhr von Natriumchlorid wirkt entzündungsfördernd (BINGER 2015, ZHU 2014, MIN 2015) und stört die Funktion des Immunsystems (YI 2015). Bei erhöhter Konzentration an Natrium-Ionen im Gewebe werden Entzündungen in Arterienwänden verstärkt (SCHATZ 2017, JOVER 2017), ebenso in anderen Geweben und Organen (LUO 2016, ZHOU 2013). Das führt mit der Zeit zu Schäden (z. B. *Arteriosklerose*), und dadurch wird die Alterung der Organe beschleunigt.

Die *Störung der Immunfunktion* verstärkt *Autoimmun-Erkrankungen* (Hernandez 2015). Eine hohe Zufuhr von Natriumchlorid gilt deshalb als Risikofaktor für Autoimmun-Erkrankungen (KLEINEWIETFELD 2013).

Multiple Sklerose ist eine Autoimmun-Erkrankung, bei der das Nervengewebe im Rückenmark erst geschädigt und dann langsam zerstört wird aufgrund einer autoimmunbedingten Entzündung (Neuroinflammation). Natriumchlorid verstärkt diesen Entzündungsprozeß (HAMMER 2017, JÖRG 2016, HUCKE 2016).

Die Beschränkung der Natriumzufuhr dämpft die Entzündung bei *rheumatoider Arthritis* und *Lupus* (SCRIVO 2017). Eine hohe Natriumzufuhr ist deshalb mit erhöhtem Risiko für rheumatoide Arthritis verbunden (SALGADO 2015). Bei Arthritis empfiehlt sich die Beschränkung der Salzzufuhr (SIGAUX 2017).

Natriumchlorid im Essen verstärkt *Colitis*, eine chronische Entzündung der Schleimhaut des Dickdarms (TUBBS 2017, WEI 2017).

Alzheimer-Demenz

Alzheimer-Demenz ist gekennzeichnet durch eine chronische Entzündung in den geschädigten Hirnregionen (AKIYAMA 2000, EIKELENBOOM 2006, WYSS-CORAY 2012). Bei Alzheimer sind die Nervenzellen im Gehirn nicht mehr in der Lage, das Elektrolyt-Gleichgewicht aufrechtzuerhalten. So ist die Natrium-Konzentration in den Nervenzellen doppelt so hoch wie bei Gesunden (VITVITSKY 2012).

Überlastung mit Natriumchlorid verursacht eine unterschwellige chronische Entzündung im Nervengewebe, damit auch im Gehirn (Neuroinflammation). Unklar ist, inwieweit eine lebenslange Ernährung mit viel Salz das Risiko für Alzheimer-Demenz erhöht. Zur Verhütung dieser Erkrankung ist es ratsam, den Salzkonsum auf ein gesundes Maß zu beschränken.

Die Vermeidung der *vaskulären Demenz*, etwa aufgrund kleinerer und größerer Hirninfarkte, erfordert ohnehin die Beschränkung des Salzkonsums (mehr dazu im nächsten Kapitel).

Harnsteine

Eine hohe Zufuhr von Natriumchlorid, verbunden mit geringer Wasserzufuhr, führt zu einem konzentrierten Urin, wodurch die Kristallisation von Salzen im Urin gefördert wird. Hält dieser Zustand längere Zeit an, bilden sich Harnsteine. – Beschränkung der Salzzufuhr verringert das Risiko der Steinbildung im Harntrakt (YUN 2010, MESCHI 2012), ebenso eine höhere Wasserzufuhr.

Gicht und Harnsäure

Eine reichliche Salzzufuhr ist verbunden mit einem erhöhten Risiko für eine hohe Harnsäure-Konzentration im Blut (FORMAN 2012, HOU 2016). Das kann natürlich auch daran liegen, daß purinreiche Kost, welche die Harnsäurewerte im Blut ansteigen läßt, meist viel Salz enthält.

Asthma und Atembeschwerden

Die Beschränkung der Salzzufuhr lindert oft Atembeschwerden und Asthma (MICKLEBOROUGH 2010, 2006, 2001).

Schleimhäute von Nase, Rachen und Atmungsorganen, Bronchitis und Lungenentzündung

Salzzufuhr verursacht Dehydration, wenn diese nicht durch wiederholtes Wassertrinken vermieden wird. Das ist jedoch selten der Fall, weil das Durstempfinden durch Salz unterdrückt wird.

Anhaltende Dehydration bewirkt die Austrocknung der Schleimhäute, wodurch sich die Anfälligkeit für Entzündungen erhöht, verbunden mit der Folge von Schnupfen, Halsschmerzen, Heiserkeit und Husten, bis hin zu Bronchitis und Lungenentzündung.

Bei Überlastung mit Natriumchlorid werden Makrophagen aktiviert, wodurch Entzündungen in Gefäßwänden und in Organen ausgelöst und verstärkt werden (ZHANG 2015, LUCCA 2015).

Auch Lungenentzündung wird dadurch gefördert (Zhang 2015), ebenso Bronchitis. Die Ausheilung erfordert ungesalzene Kost, am besten Obst und Gemüse. Zur Verhütung genügt die Beschränkung des Salzkonsums.

Schwangerschaft

Schwangere, die sich zu viel Salz zuführen, können unter Ödemen an den Beinen leiden.

Salzreiches Futter während der Tragezeit führt bei Ratten zu einer veränderten Nierenfunktion der Jungtiere, zu überhöhter Natrium-Konzentration, zu hormonellen Störungen, einem gestörten Elektrolyt-Haushalt und zu erhöhtem Blutdruck während des gesamten Lebens (Gray 2013, 2015).

Salzreiches Futter verursacht bei trächtige Ratten Stoffwechselstörungen beim Nachwuchs (Reynolds 2014) und bei anderen Studien eine Vergrößerung der Wände der Herzkammern (ventrikuläre Hypertrophie, Alves-Rodrigues 2013, Seravalli 2016). – Fazit: Überlastung der Muttertiere mit Natriumchlorid stört die Entwicklung des Embryos, was sich bei den Jungtieren später im Leben nicht mehr korrigieren läßt.

Ein erhöhter Blutdruck der Mütter während der Schwangerschaft, etwa aufgrund übermäßigen Salzkonsums, hat bei den Kindern später ebenfalls einen erhöhten Blutdruck zur Folge (Lim 2015).

Ödeme

Bei erhöhter Natrium- und Chlorid-Konzentration im Zwischenzellraum wird vermehrt Wasser in der extrazellulären Flüssigkeit gehalten. Das ist verbunden mit einem aufgeschwemmten Muskelgewebe, bis hin zur Bildung eines Ödems. Die Ursache ist in diesem Falle die übermäßige Salzzufuhr, oft verbunden mit schlechter Nierenfunktion.

Bei salzarmer Ernährung geht mit der Ausscheidung des überschüssigen Natriums und Chlorids auch das überschüssige Wasser im Gewebe verloren. Die Ödeme verschwinden in kurzer Zeit, was einen deutlichen Gewichtsverlust zur Folge hat. Es ist eine Erleichterung im wahrsten Sinne des Wortes, das überschüssige Gewebewasser loszuwerden. Der einfachste Weg dahin ist die Beschränkung der Salzzufuhr auf ein gesundes Maß.

Depressionen

Patienten mit Herzschwäche leiden bei hohem Salzkonsum öfter unter Depressionen (Song 2009).

Verminderte Lebenserwartung

Bereits eine geringfügige Erhöhung der Natrium-Konzentration im Blutplasma verkürzt die Lebensdauer, so eine Studie in Südkorea (Oh 2013). – Zahlreiche weitere Studien zeigen: Je höher der Salzkonsum, desto geringer ist die Lebenserwartung (mehr dazu im nächsten Kapitel).

Geringe Widerstandsfähigkeit gegenüber Hitze und Streß

Professor Hans Selye (1907–1982), der Begründer der Streßlehre, fand bei seinen Versuchen heraus, daß Tiere bei reichlicher Salzzufuhr empfindlicher für Streß werden.

Die übermäßige Salzzufuhr verursacht Dehydration, wodurch sich die Hitzeverträglichkeit vermindert. Das erklärt, weshalb zahlreiche Menschen keine Hitze aushalten, bei Hitze nicht körperlich arbeiten und keinen Sport treiben können.

Kapitel 8

Bluthochdruck und Arteriosklerose

Zu viel Salz in der Nahrung härtet den Pulsschlag.
Lehrbuch der Medizin im alten China
Huang Ti Nei Ching Su Wein
(ca. 1700 v. Chr.)

Unter den Risikofaktoren für einen vorzeitigen Tod steht Bluthochdruck weltweit an erster Stelle (Bromfield 2013). 9 von 58 Millionen Todesfällen jährlich in der Welt (15 Prozent) sind auf Bluthochdruck zurückzuführen (Lim 2012). Hierzulande stirbt ein Drittel an Herz- und Kreislauf-Erkrankungen. Hoher Blutdruck gilt dabei als wichtigster Risikofaktor dafür.

Mit zunehmendem Lebensalter steigt die Anzahl der Patienten mit Bluthochdruck an. Im Alter leiden zwei Drittel aller Menschen dauerhaft unter hohem Blutdruck (über 140/90). Das ist keineswegs eine unvermeidliche Folge der Alterung, sondern das Ergebnis einer Fehlernährung über Jahre und Jahrzehnte.

Ein hoher Blutdruck kann die empfindlichen Gefäßwände schädigen, früh erkennbar an der Augennetzhaut, ebenso an den Nieren (Diagnose über Laborwerte). Bei Bluthochdruck besteht ein erhöhtes Risiko für die Bildung eines Blutgerinnsels, verbunden mit dem Verschluß des Blutgefäßes (Infarkt). Dabei fällt lokal die Blutversorgung aus (anämischer Infarkt) oder die Gefäßwand bricht auf (hämorrhagischer Infarkt). Solche Infarkte ereignen sich vor allem in den Blutgefäßen von Herz, Gehirn (Schlaganfall), Leber, Nieren, Darm, Lunge oder Milz.

Erhöhter Blutdruck ist also ernst zu nehmen. Doch man spürt ihn nicht. Der Blutdruck muß gemessen werden, um die Gefahr rechtzeitig zu erkennen.

Auf den folgenden Seiten wird gezeigt, wie die Zufuhr von Natriumchlorid den Blutdruck ansteigen läßt (He 2013, Celermajer 2013). Die Beschränkung des Salzkonsums läßt den Blutdruck auf niedrigere Werte absinken, selbst bei Menschen mit einem normalen Blutdruck (Graudal 2011). Das wurde bereits vor Jahrzehnten mit placebo-kontrollierten Doppelblind-Studien nachgewiesen (MacGregor 1982, 1989), und ist seitdem vielfach bestätigt worden. Eine einzige salzhaltige Mahlzeit genügt, um den Blutdruck ansteigen zu lassen (Suckling 2012, Dickinson 2014).

Selbst eine geringfügige Verminderung der Salzzufuhr senkt den Blutdruck, zwar nicht in jedem Einzelfall, aber dennoch deutlich für eine größere Gruppe von Versuchspersonen. Auch bei normalem Blutdruck sinkt dieser auf niedrigere und damit bessere Werte. Je weniger Salz zugeführt wird, desto bessere Ergebnisse werden bei der Senkung des Blutdruckes erzielt. Großen Gewinn verspricht die Verminderung des Salzkonsums auf 5 bis 6 Gramm täglich. Noch besser ist die Reduktion auf unter 3 Gramm (He 2013).

Salzüberlastung führt zu Bluthochdruck sowie Herz- und Kreislauf-Erkrankungen. Das zeigen hunderte von Studien unterschiedlicher Art (Meneton 2005).

Bei Reduzierung des Salzkonsums um nur 15 Prozent könnte jedes Jahr weltweit der vorzeitige Tod von Millionen Menschen vermieden werden (Beaglehole 2011, Greger 2015, 2830).

Bei Verminderung des Salzkonsums um nur 3 Gramm (etwa ein halber gestrichener Teelöffel) gäbe es 22 Prozent weniger Schlaganfälle und 16 Prozent weniger tödliche Herzinfarkte in Großbritannien (Law 1991).

Die Verringerung des Salzkonsums um 3 Gramm hätte in den USA 44 000 bis 92 000 weniger Todesfälle pro Jahr zur Folge, könnte 194 000 bis 392 000 Lebensjahre bei guter Gesundheit retten, und bis zu 24 Milliarden Dollar an Behandlungskosten einsparen (Bibbins-Domingo 2010).

Die Normwerte

Ist der Verzehr gesalzener Speisen üblich, erhöht sich dadurch der mittlere Blutdruck der scheinbar gesunden Bevölkerung. Daraus ergeben sich höhere Norm- und Referenzwerte als bei einer Bevölkerung mit geringer Salzzufuhr.

Nach offizieller Definition besteht Bluthochdruck bei einem Wert von über 140/90. Ein Blutdruck von unter 120/80 wird als normal erachtet.

Doch ein Blutdruck von unter 110/70 verspricht bessere gesundheitliche Aussichten als einer von 120/80 (Law 2009). In diesem Sinne wäre es besser, einen Blutdruck von unter 110/70 anzustreben.

Eine Blutdrucksenkung von 140/90 auf 125/77 ist in vielen Fällen allein mit Ernährungskorrektur innerhalb einer Woche möglich, bei gleichzeitigem Absetzen blutdrucksenkender Medikamente vom ersten Tage an (McDougall 2008).

Dr. Walter Kempner (1903–1997) verordnete seinen Patienten eine Diät mit Reis und Obst (Natriumzufuhr höchstens 250 mg pro Tag). Ohne Medikamente brachte er sogar Patienten mit extrem hohem Bluthochdruck von 240/150 auf 105/80, allein mit pflanzlicher Ernährung und Beschränkung der Salzzufuhr. Die Ernährungstherapie bei Bluthochdruck ist also seit Jahrzehnten bewährt (Kempner 1948, 1949, 1974).

Bei salzarmer Ernährung können selbst im Alter Werte von 90/65 bis 100/70 gemessen werden (morgens nach dem Aufwachen im Bett). Diese niedrigen Werte sind als optimal anzusehen.

Kategorie	*systolisch* [mm Hg]	*diastolisch* [mm Hg]
normal	90 – 120	60 – 80
normal – leicht erhöht	120 – 130	80 – 85
normal – erhöht	130 – 140	85 – 90
Bluthochdruck – 1 (leicht)	140 – 160	90 – 100
Bluthochdruck – 2 (mittelschwer)	160 – 180	100 – 110
Bluthochdruck – 3 (schwer)	über 180	über 110
isolierte systolische Hypertonie	über 140	unter 90

Die Norm- und Grenzwerte für den Blutdruck (im Ruhezustand).

Die Zufuhr von Natriumchlorid und dessen Wirkung auf den Blutdruck

Steigt die Natrium-Konzentration im Blut, steigt auch der Blutdruck (FRIEDMAN 1990).

Bei Dialyse-Patienten steigt der Blutdruck bei höherer Natrium-Konzentration im Dialysat (SANTOS 2008).

Der Verzehr einer Suppe mit 6 Gramm Natriumchlorid erhöht nach der Mahlzeit die Natrium-Konzentration im Blutplasma um 3,13 ± 0,75 mmol/l und auch den Blutdruck (SUCKLING 2012).

Ein Eintopf mit nur 1,5 Gramm Natrium (3,8 Gramm Natriumchlorid) erhöht gleichfalls die Natrium-Konzentration im Blut und versteift die Wände der Blutgefäße (DICKINSON 2014).

Wird bei üblicher Ernährung die Salzzufuhr von 9 auf 6 Gramm täglich reduziert, verbessert sich die Funktion des Endothels der Kapillargefäße selbst bei Versuchspersonen mit einem normalen Blutdruck (geringere Versteifung der Gefäßwände, DICKINSON 2014a).

Nach einer salzhaltigen Mahlzeit wird die Endothel-Funktion bereits nach 30 Minuten gestört (DICKINSON 2011). Das ist selbst bei Patienten der Fall, die nicht als salzsensitiv eingestuft sind, bei denen ein erhöhter Blutdruck nicht bei Verminderung der Salzzufuhr sinkt (DUPONT 2013).

Die Wirkung von Natrium und Chlorid auf den Wasserhaushalt

Mit Zufuhr von Natrium und Chlorid erhöht sich deren Konzentration im Blutplasma und Zwischenzellraum. Dadurch wird Wasser aus den Zellen gezogen und es erhöht sich das Blutvolumen, was tendenziell einen erhöhten Blutdruck zur Folge hat.

Salzreiche Kost erzeugt obendrein Durst und veranlaßt zum Trinken. Das zugeführte Wasser erhöht gleichfalls das Blutvolumen und damit den Blutdruck, bis das überschüssige Wasser sowie das überschüssige Natrium und Chlorid über die Nieren ausgeschieden sind.

Eine hohe Natrium-Konzentration in der Zerebrospinal-Flüssigkeit im Gehirn stimuliert das sympathische Nervensystem und bewirkt so einen zusätzlichen Blutdruckanstieg (Blaustein 2012, Khor 2017, Hamlyn 2016).

Die Wirkung von Natrium und Chlorid auf die Kapillargefäße

Stickstoff-Monoxid (NO) ist ein Signalstoff, der die Gefäßmuskulatur entspannt, was zur Weitung der Blutgefäße führt und damit zu einem geringeren Blutdruck. Durch Einstrom von Natrium-Ionen in die Endothelzellen wird das Enzym *Stickstoff-Monoxid-Synthase* inaktiviert (Li 2009). Bereits die geringfügig erhöhte Konzentration an Natrium und Chlorid im Blutplasma hat eine geringere *NO-Bildung* zur Folge und damit einen höheren Blutdruck aufgrund angespannter Gefäßmuskulatur (Oberleithner 2007).

Natrium wirkt auch direkt auf die *Endothelzellen* (spezialisierte flache Zellen, welche die Innenseite der Blutgefäße auskleiden). Die *Endothel-Zellschicht* der Kapillargefäße wird steif, wenn die Natrium-Konzentration von 137 auf 147 mmol/l ansteigt (OBERLEITHNER 2007, JEGGLE 2013). Das liegt innerhalb des Normbereiches im Blut von 135 bis 148 mmol/l. Diese Versteifung des Endothels hat tendenziell einen höheren Blutdruck zur Folge (optimaler Bereich 135 bis 140 mmol/l).

Salzzufuhr stört die Endothel-Funktion, selbst wenn der Blutdruck normal bleibt (TZEMOS 2008, DUPONT 2013, DICKINSON 2014, 2009). Ist der Blutdruck normal, führt die Verringerung der Salzzufuhr zu einer besseren Endothel-Funktion (JABLONSKI 2013, 2009, DICKINSON 2014a).

Es genügt also bereits eine geringfügige Erhöhung der Natrium-Konzentration innerhalb des Normbereiches für eine Verminderung der NO-Bildung und für die Versteifung der Endothel-Zellschicht. Bezeichnet wird diese Störung als *Versteifungssyndrom der Endothel-Zellschicht* (*stiff endothelial cell syndrome*, SECS).

Oxidativer Streß

Reichliche Salzzufuhr führt zu oxidativem Streß bei Mäusen und Ratten, wodurch ebenfalls die Funktion des Endothels gestört wird (KETONEN 2005, 2008, LENDA 2000, 2002, MARVAR 2005, NURKIEWICZ 2007, ZHU 2007, 2006, 2004).

Eine erhöhte Konzentration an Natrium im Blutplasma unterdrückt die Aktivität des antioxidativen Enzyms *Superoxid-Dismutase* (JABLONSKI 2013).

Dadurch erhöht sich der oxidative Streß und in der Folge werden auch die Arterienwände zunehmend geschädigt. Vermindert wird der oxidative Streß auch durch das Hormon *Angiotensin II* (DURAND 2013), das bei kaliumreicher Ernährung mit viel Obst und Gemüse vermehrt ausgeschüttet wird. Dabei wird die Funktionsstörung des Endothels überwunden, in gleicher Weise wie bei salzarmer Fütterung (McEWEN 2009).

Vitamin C vermindert den oxidativen Streß in den Endothelzellen und schwächt die Schadwirkung einer erhöhten Natrium-Konzentration im Blut ab (GREANEY 2012).

Die Endothel-Zellschicht der Blutgefäße erfüllt ihre volle gefäßschützende (vasoprotektive) Funktion nur bei einer Natrium-Konzentration im unteren Normbereich (unter 140 mmol/l). Bei Salzüberlastung wird die Endothel-Zellschicht in ihrer Funktion gestört und mit der Zeit geschädigt (OBERLEITHNER 2011, SIEGEL 1996).

Schädigung der Gefäßwände und Entwicklung der Arteriosklerose

Regelmäßige Salzzufuhr verursacht langfristig Arteriosklerose, wenn sich die Natrium- und Chlorid-Konzentration im Blut im oberen oder mittleren Normbereich befindet. Jede salzhaltige Mahlzeit steigert die Natrium- und Chlorid-Konzentration; je höher die zugeführte Menge, desto höher ist der oxidative Streß.

Die Überlastung mit Natriumchlorid hat diese Folgen:

1. Mittel- und langfristig die *Verdickung und Versteifung der Arterienwände* (OBERLEITHNER 2011).

2. *Entzündung der Arterienwände*: Förderung der Arteriosklerose durch chronische vaskuläre Entzündungen (Schierke 2017, Lang 2011).
3. *Oxidativer Streß* durch vermehrte Bildung von Superoxid-Radikalen, dadurch Degeneration des Gewebes der Arterienwände (nachgewiesen im Tierversuch bei Mäusen, Ketonen 2005, 2008).
4. Oxidativer Streß *vermindert die Bildung von Stickstoff-Monoxid* (NO), ein Signalmolekül zur Entspannung der Gefäßmuskulatur (Lenda 2002, Nurkiewicz 2007). Dadurch engere Blutgefäße und tendenziell höherer Blutdruck.
5. Bildung des *Hitze-Schock-Proteins-60* (HSP60) durch die Endothelzellen bei Überlastung mit Natriumchlorid. HSP60 wird ansonsten gebildet bei Belastung mit Giftstoffen (Rauchen, oxidativer Streß, Medikamente), bei physikalischen Reizen (Hitze, Bluthochdruck, Verletzung der Gefäßwand), bei Entzündung der Gefäßwand (entzündungsfördernde und oxidierte Fettsäuren, lokale Entzündungsfaktoren, Glykation, Jakic 2017).

Aufgrund der Verdickung, Versteifung und Verhärtung der Arterienwände verschlechtert sich bei chronischer Überlastung mit Salz die Anpassungsfähigkeit des arteriellen Gefäßsystems (Todd 2010). Hingegen wird sie verbessert durch Salzbeschränkung bei älteren Bluthochdruck-Patienten (Gates 2004). – Hinzu kommt die Störung der Endothel-Funktion bei Überlastung mit Salz, was einen höheren Blutdruck zur Folge hat und damit eine erhöhte Belastung der Gefäßwände.

Die Überlastung mit Natriumchlorid über Jahre ist somit eine wesentliche Ursache für die Entwicklung der Arteriosklerose, lange bevor der Blutdruck den Grenzwert von 120/80 und 140/90 übersteigt. Ein normaler Blutdruck darf somit nicht als Entwarnung verstanden werden. Entscheidend ist vielmehr die mit jeder Mahlzeit und jedem Tag zugeführte Salzmenge. Sie entscheidet über die Versteifung der Endothel-Zellschicht der Kapillargefäße und die Störung ihrer Funktion, über die Verschlimmerung der Arteriosklerose, die Verdickung, Versteifung, Verhärtung und Entzündung der Arterienwände (EDWARDS 2015).

Salzkonsum beschleunigt die Alterung des Gefäßsystems, verursacht Störungen und degenerative Schäden, die jedoch weniger durch das Alter an sich bedingt, sondern vielmehr auf die Fehlernährung mit Salz zurückzuführen sind. Diese Schäden summieren sich mit zunehmendem Alter (SEALS 2011).

Unzureichende Wasserzufuhr verstärkt die Schadwirkung der Überlastung mit Natriumchlorid, weil dadurch unterschwellige Entzündungen in den Gefäßwänden verstärkt werden (DMITRIEVA 2015). Bereits eine schwache Dehydration genügt zum Anstieg der Natrium-Konzentration im Blutplasma um 5 mmol/l und zur Steigerung der Entzündungsaktivität (mehr zur richtigen Wasserzufuhr in unserem Buch *Wasser für unsere Gesundheit*).

Eine Volksweisheit besagt: Wir sind so alt wie unsere Blutgefäße. – Doch die Alterung unserer Blutgefäße wird durch Salzkonsum beschleunigt. Je höher der Salzkonsum, desto schneller altern unsere Blutgefäße, desto schneller altern wir und um so früher im Leben leiden wir unter Herz- und Kreislauf-Erkrankungen, erleiden womöglich einen Infarkt. Um das zu vermeiden, sollte die Natrium-Konzentration im Blut im unteren Normbereich bleiben (GAO 2017).

Die Zufuhr von Natriumchlorid verursacht eine Entzündung in den Arterienwänden, was langfristig zu *Arteriosklerose* führt, selbst wenn der Blutdruck normal bleibt (Azak 2014, Yilmaz 2012, Zhu 2014).

Je höher die Natriumzufuhr und das Natrium/Kalium-Verhältnis (viel Salz, wenig Obst und Gemüse), desto häufiger wird Arteriosklerose diagnostiziert, so eine Studie in China (Dai 2016). Andere Studien bestätigen den Zusammenhang (Njoroge 2011).

Dadurch werden alle gut durchbluteten Organe gefährdet und langsam geschädigt (Ohta 2012), zum Beispiel das *Herz* (Hattori 2014, Rugale 2003).

Die Überlastung mit Salz erhöht das Risiko für Herzinfarkt und Schlaganfall, verbunden mit geringerer Lebenserwartung (Blacher 1998, Boutouyrie 2002, Fortier 2015, Mattace-Raso 2006, Laurent 2003, 2001, Sanders 2009). Bei einer älteren Studie wurde dieser Zusammenhang allerdings nicht bestätigt (Wannamethee 1994).

Die erhöhte Zufuhr von Natriumchlorid führt zu chronischen unterschwelligen Entzündungen der Gefäßwände der *Nieren* und im Nierengewebe (Foss 2017). Das beschleunigt die Alterung der Nieren und die Abnahme der Nierenfunktion mit zunehmendem Alter (Berger 2015).

Eine hohe Salzzufuhr verursacht und verstärkt *Albuminurie* (Albumin im Urin, ein Plasmaprotein, Khaledifar 2013). Albuminurie zeugt in diesem Falle von einer unterschwelligen Nierenentzündung, die durch Salzkonsum bedingt ist.

Entsprechend der Menge des zugeführten Salzes verschlechtert sich die Nierenfunktion mit zunehmendem Alter immer weiter (Sanders 2004, Liu 2015), bis schließlich Nierenversagen diagnostiziert und dem Patienten gesagt wird, er benötige eine Dialyse oder eine Nierentransplantation.

Eine erhöhte Natrium-Konzentration im Blutserum ist ein Risikofaktor für die chronische Schädigung der Nieren (Kuwabara 2017). Beschränkung der Natriumzufuhr verhindert Nierenschäden im Tierversuch (Oudot 2013).

Salzsensitivität

Vaskuläre Salzsensitivität bedeutet: Bei höherer Salzzufuhr erhöht sich der Blutdruck, und bei geringerer Zufuhr vermindert er sich (Frame 2017). Als salzsensitiv gelten 50 bis 60 Prozent der Patienten mit Bluthochdruck und etwa 30 Prozent der Erwachsenen mit einem normalen Blutdruck.

Eine bessere Versorgung mit Kalium vermindert die Salzsensitivität (Kanbay 2011, Kapitel 13).

Hinsichtlich der Salzsensitivität sind diese Trugschlüsse zu beachten:

1. *Reaktionszeit.* – Wenn nach der Verringerung der Salzzufuhr der Blutdruck nicht sinkt, so kann es dennoch mittel- und langfristig zu einer Senkung kommen. Die Betrachtung darf nicht auf sofortige und kurzfristige Effekte beschränkt werden. Salzsensitivität ist eine Frage des Zeithorizontes.
2. *Verminderung des Salzkonsums.* – Dieser ist auf weniger als 3 Gramm Salz pro Tag zu reduzieren. Die Natrium-

Konzentration im Blutplasma muß im unteren Normbereich liegen (bei unter 140 mmol/l), damit eine gute Endothel-Funktion gewährleistet ist. In vielen Fällen wird trotz Salzbeschränkung immer noch zu viel Salz zugeführt und die erhoffte Senkung des Blutdruckes bleibt aus.

3. *Der Einfluß anderer Faktoren.* – Bluthochdruck kann auch durch andere Faktoren verursacht sein. Diese müssen ebenfalls beseitigt werden. Ist der Bluthochdruck durch Arteriosklerose verursacht, so erfordert die Gesundung Monate bis Jahre.

Es empfiehlt sich generell, die Salzzufuhr auf ein gesundes Maß zu beschränken, selbst bei einem optimalen Blutdruck, erst recht bei hohem Blutdruck. Auch wenn bei Salzbeschränkung der Blutdruck nicht sinkt, ist die Verringerung des Salzkonsums in jedem Falle sinnvoll.

Die Ursachen hohen Blutdruckes

Bluthochdruck hat meist mehrere Ursachen:

- Überlastung mit Natriumchlorid.
- Wassermangel (Dehydration).
- Überlastung mit Kalzium.
- Mangel an Magnesium.
- Mangel an Vitamin D.
- Mangel an Kalium.
- Arteriosklerose.
- Streß, Aufregung, übermäßiges Arbeitspensum.
- Extremer Proteinmangel.
- Medikamente (z. B. Cortison, Infusionen, isotonische Kochsalzlösung).

- Drogen und Suchtstoffe (z. B. Koffein; Nikotin; Lakritz mit Wirkstoff Glycyrrhizin, ein Saponin aus der Wurzel der Süßholzpflanze, mit ähnlicher Wirkung wie Aldosteron).

Proteinmangel als Ursache ist selten und droht bei extrem proteinarmer Ernährung über viele Jahre (vegane oder ketogene Ernährung), besonders bei erhöhtem Proteinbedarf (Operation, Verletzung, Muskelarbeit, Sport). Fehlen Aminosäuren, können nur noch unzureichend Peptidhormone und Verdauungsenzyme gebildet werden. Die hormonelle Regulation entgleist, was zum Kollaps führen kann. So kann der Blutdruck urplötzlich auf extreme Werte hochschnellen, danach wieder abfallen, was sich unregelmäßig wiederholt.

Eine gestörte Regulation des Blutdruckes (*sekundäre Hypertonie*) ist selten, so daß Ärzte bei Bluthochdruck meist nicht nach der Ursache suchen (z. B. Proteinmangel), sondern eine „nicht erklärbare" (*essentielle*) *Hypertonie* annehmen.

Unsere Auflistung der Ursachen zeigt, was zu tun ist, um einen überhöhten Blutdruck zu senken. Keine wesentliche Ursache darf übersehen werden. Ansonsten bleibt der Erfolg aus.

Viele Störungen lassen sich innerhalb von wenigen Tagen normalisieren (z. B. mehr Wasser trinken, die Überlastung mit Natriumchlorid beenden oder Optimierung des Vitamin-D-Spiegels). Andere Maßnahmen erfordern Wochen und Monate (z. B. Anhebung der Magnesium-Konzentration in den Zellen). Die Überwindung der Arteriosklerose beansprucht hingegen Jahre und verspricht nur dann Erfolg, wenn alle Ursachen erkannt und beseitigt werden. Außerdem ist im fortgeschrittenen Stadium mit bleibenden Schäden zu rechnen.

- Überlastung mit Kalzium.
- Überlastung mit Phosphat.
- Mangel an Magnesium.
- Mangel an Vitamin C, D, K_1 und K_2.
- Mangel an natürlichem Vitamin-E-Komplex.
- Mangel an Flavonoiden und anderen Antioxidantien.
- Übermäßige Kalorienzufuhr (verbunden mit Übergewicht).
- Erhöhter Glukose-Spiegel im Blut.
- Übermäßige Proteinzufuhr, zu viel tierisches Protein.
- Verzehr stark erhitzter Kost (Braten, Frittieren, Grillen).
- Zufuhr oxidationsempfindlicher ungesättigter Fettsäuren.
- Zufuhr oxidierter und anderweitig veränderter Fettsäuren (z. B. Trans-Fettsäuren).
- Zufuhr entzündungsfördernder Fettsäuren (Linolsäure in pflanzlichen Ölen und Arachidonsäure in tierischen Fetten).
- Überlastung mit Natriumchlorid.
- Dehydration (Wassermangel).
- Bewegungsmangel.
- Rauchen.
- Hoher Alkoholkonsum.
- Dauerstreß.

Es genügt also nicht, die Salzzufuhr auf ein gesundes Maß zu beschränken. Salzbeschränkung ist notwendig, aber nicht ausreichend für die Verhütung der Arteriosklerose. – Ausführlich zu den Ursachen der Arteriosklerose in unserem Buch *Osteoporose als Folge fehlerhafter Ernährung und Lebensweise. Über die Irrtümer der Osteoporose-Medizin und die Kunst, gesund zu bleiben*).

Verschlechterung der Sauerstoffversorgung im Gewebe

Salzreiche Kost verschlechtert die Sauerstoffversorgung der Gewebe (ZHOU 2014), weil die roten Blutzellen nicht mehr so leicht durch die versteiften Kapillargefäße gleiten (OBERLEITHNER 2015).

Einfluß auf das Thrombose-Risiko

Bei Überlastung mit Natrium erhöhen sich die Adhäsionskräfte der Endothelzellen gegenüber den roten Blutzellen in Zellkulturen (OBERLEITHNER 2015). Die kritische Grenze scheint bei einer Na^+-Konzentration von 140 mmol/l zu liegen (Referenzwert im Blut 135 bis 148 mmol/l). Dadurch gleiten die roten Blutzellen nicht mehr so leicht durch die Kapillargefäße, so daß sie an der Innenseite der Blutgefäße haften bleiben, was zu einer Thrombose (Blutgerinnsel) und damit zu einem Infarkt führen kann.

Salzüberlastung verursacht die Entzündung der Gefäßwände, wodurch sich gleichfalls das Risiko für eine Thrombose erhöht (ZHOU 2013).

Krampfadern und Venenleiden

Krampfadern sind knotenartige Erweiterungen der Venen (*Varikose*). Betroffen sind vor allem Ältere, die sich lebenslang zuviel Salz zugeführt haben (eigene Beobachtung). Bei Überlastung mit Natrium versteifen die Gefäßwände der Venen und auch die Venenklappen, so daß diese nicht mehr dicht schließen. Etwas Blut fließt unter der Schwerkraft zurück und staut sich, vor allem in den Beinvenen. Bei erhöhtem Staudruck beulen die Venenwände im Laufe der Jahre immer weiter aus und es entwickeln sich Krampfadern.

Verhütung von Krampfadern: (1) Beschränkung der Salzzufuhr. (2) Genug Wasser trinken. (3) Bewegung: jede Gelegenheit zum Gehen nutzen. (4) Bindegewebsschwäche vermeiden: Gute Versorgung mit Magnesium, Vitamin C und D.

Augennetzhaut und Makula-Degeneration

Reichliche Zufuhr von Natriumchlorid erhöht die Konzentration osmotisch wirksamer Stoffe im Blutplasma. Dadurch erhöht sich tendenziell der Blutdruck und eine chronische Entzündung der Augennetzhaut wird gefördert.

Hält diese an, wird die Netzhaut langsam geschädigt, was mit einer Verschlechterung der Sehkraft im Alter einhergeht. Das kann bis zur *Makula-Degeneration* und schließlich zur Erblindung führen (Bringmann 2016, Hollborn 2015, Veltmann 2016).

Grüner Star

Es gibt einen Zusammenhang zwischen Grünem Star (*Glaukom*), erhöhtem Augeninnendruck und Bluthochdruck. Um die Entwicklung eines Glaukoms zu verhindern, muß nicht nur der Augeninnendruck gesenkt werden, sondern auch der erhöhte Blutdruck, wozu unter anderem die Einschränkung des Salzkonsums gehört (Langman 2005, Memarzadeh

2010, Lee 2017, Wang 2015). Patienten mit Bluthochdruck, die blutdrucksenkende Medikamente nehmen, erkranken häufiger am Glaukom (Deb 2014). Das ist ein Argument mehr dafür, den Blutdruck nicht mit Medikamenten zu senken, sondern auf natürliche Weise mit gesunder Ernährung und Salzbeschränkung.

Kapitel 9

Epidemiologische Studien

Epidemiologie ist die Lehre von dem, was *über das Volk* kommt (griechisch: *epi* – über, *demos* – Volk, *logos* – Lehre). In unserem Falle geht es um Krankheiten, die durch Salzüberlastung verursacht werden.

Es besteht ein klarer Zusammenhang zwischen hoher Salzzufuhr einerseits und Bluthochdruck, Herz- und Kreislauf-Erkrankungen andererseits, wie zahlreiche epidemiologische Studien nachweisen (Kapitel 8).

Je geringer die Natriumzufuhr, desto niedriger der Blutdruck, so eine Zusammenfassung von 14 Kohorten-Studien und 42 randomisierten kontrollierten Studien (Aburto 2013).

Während ihrer gesamten Entwicklung haben Primaten und Menschen ihre Nahrung ungesalzen gegessen. Die Zufuhr an Natrium und Chlorid lag deutlich unter einem Gramm pro Tag (Blackburn 1983, Elliott 1989, Meneton 2005).

Das ist selbst heutzutage noch der Fall bei Jägern und Sammlern. Bei den Angehörigen von 40 primitiv lebenden Stämmen, die kein Salz verwendeten oder nur wenig (höchstens 3 Gramm täglich), war der Blutdruck auch im Alter optimal. Diese Stämme lebten in Südamerika, Afrika, auf den pazifischen Inseln und in der arktischen Zone (*Intersalt study*, Denton 1982).

In Populationen mit einem Salzverbrauch von höchstens 3 Gramm pro Tag und Person (nicht zu verwechseln mit dem Mittelwert), gibt es keinen erhöhten Blutdruck (definiert mit über 140/90).

Völker mit einem Salzverbrauch von über 20 Gramm pro Tag und Person ist Bluthochdruck die Regel, oft bereits im frühen Erwachsenenalter. Oberhalb eines Salzkonsums von 3 Gramm täglich gilt der Zusammenhang: Je höher der Salzkonsum, desto häufiger ist Bluthochdruck festzustellen und desto früher im Leben beginnt der Blutdruck anzusteigen (MENETON 2005).

Geringe Salzzufuhr

Die Yanomami-Indianer an der Grenze zwischen Venezuela und Brasilien leben ohne Salz. Männer haben ohne Salzzufuhr mit 50 Jahren einen Blutdruck von nur 100/64 (MANCILHA-CARVALHO 1989, OLIVER 1975). Das ist bemerkenswert, weil sich die Yanomami dauernd im Krieg gegeneinander befinden und durch Überfälle gefährdet sind. Trotz Streß durch ständige Bedrohung bleibt ihr Blutdruck niedrig und damit im optimalen Bereich.

Sie schwitzen viel unter der heißen Tropensonne und der hohen Luftfeuchtigkeit. Damit verlieren sie zusätzlich Natrium und Chlorid über den Schweiß, allerdings nur wenig. Trotzdem kommen sie mit der geringen Menge an Natrium und Chlorid aus, die in natürlicher Nahrung enthalten ist, obwohl die Böden im Amazonasgebiet ausgewaschen und besonders arm an Natrium und Chlorid sind.

Die gesamte Yanomami-Population hat einen mittleren

Blutdruck von nur 95/61 (MANCILHA-CARVALHO 2003). Dabei handelt es sich um einen Mittelwert. Es gibt also zahlreiche Erwachsene, deren Blutdruck noch niedriger ist. Das ist keineswegs zu niedrig, wie unsere hiesigen Referenzwerte nahelegen, denn die Yanomami-Indianer sind leistungsfähig und vermochten es über Jahrtausende, in der harten Umwelt des tropischen Regenwaldes zu überleben.

Bei anderen indianischen Völkern wurde früher ebenfalls kein Salz konsumiert (z. B. die Xingu im Amazonas-Gebiet, Brasilien), ebenso Ureinwohner im Hochland von Papua-Neuguinea. Diese Ureinwohner haben eine bemerkenswert gute Gesundheit, selbst im Alter (MORRIS 2008)!

Die Kuna-Indianer auf den karibischen Inseln Panamas führen sich bei traditioneller Ernährung ebenfalls nur wenig Salz zu und der mittlere Blutdruck bleibt auch im Alter unter 110/70. Anders verhält es sich bei Kuna-Indianern, die nach Panama-Stadt abgewandert sind und die dort übliche Ernährung mit mehr Salz übernommen haben. Bei ihnen stieg der Blutdruck mit zunehmendem Alter an, im Durchschnitt auf 130/80. In Panama-Stadt leiden immerhin 45 Prozent der älteren Kunas (über 60 Jahre) unter Bluthochdruck über 140/90 (HOLLENBERG 1997).

Gleiches wurde in Kenia festgestellt: Die Ernährung weitab auf dem Lande enthielt kaum Salz, dafür viel Kalium über Obst und Gemüse. Der Blutdruck war optimal. Mit Abwanderung in die Städte wurde mehr Salz verwendet und in der Folge stieg der Blutdruck mit fortschreitendem Alter (POULTER 1985, 1984).

Ebenso bei ethnischen Minderheiten im Südwesten Chinas: Abgelegen im Gebirge wurde traditionell nur wenig Salz konsumiert. Der Blutdruck dieser Menschen war optimal. Mit Abwanderung in die Städte erhöhte sich der Blutdruck entsprechend der Salzzufuhr (He 1991).

Bei einer Ernährung mit reichlich Gemüse und Obst, und wenig Salz, ist es auch hierzulande möglich, den Blutdruck in dem Bereich von 90/60 bis 100/70 zu halten (Blutdruck im Ruhezustand, Messung morgens nach dem Erwachen).

Hohe Salzzufuhr

Die Kaschgai-Nomaden im Iran leben in einem Gebiet mit Salzlagerstätten an der Erdoberfläche. Die Kaschgai salzen traditionell ihr Essen reichlich. Die mittlere Ausscheidung von Natrium über den Urin lag bei den Männern bei 4,3 Gramm pro Tag (das entspricht 11 g Natriumchlorid) und 3,25 Gramm bei den Frauen (9 g Natriumchlorid). Wegen der Verluste über Schweiß und Darm ist die Zufuhr höher anzusetzen. – Die Häufigkeit von Bluthochdruck ist bei den Kaschgai trotz primitiver Ernährung und Lebensweise vergleichbar mit der in zivilisierten Ländern, wo ebenso viel Salz zugeführt wird (Page 1981).

Gleiches gilt für Bauern in abgelegenen Gebieten Kaschmirs mit einem Salzkonsum von 4,4 bis 24,5 Gramm pro Tag und Kopf (Mittelwert 10 Gramm). Es bestand eine enge Korrelation zwischen Salzzufuhr und Blutdruck: Je höher die individuelle Salzzufuhr, desto höher der Blutdruck. Lebensalter, primitive Ernährung und Lebensweise hatten darauf keinen Einfluß. 12,7 Prozent der untersuchten Bauern hatten einen Blutdruck von 160/95 und mehr (Mir 1988).

In den 1950er und 60er Jahren wurde untersucht, weshalb damals in Japan die Häufigkeit für (intrazerebrale)

Blutungen in die Hirnsubstanz die höchste in der Welt war, während das Risiko für Hirninfarkt relativ niedrig war im Vergleich mit anderen Ländern. Als Ursache erwies sich Bluthochdruck aufgrund übermäßiger Salzzufuhr (INSULL 1968, SASAKI 1962, 1964, 1979, MENETON 2005).

Im Norden Japans wurde die höchste Häufigkeit für intrazerebrale Blutungen innerhalb Japans festgestellt. Die mittlere Salzzufuhr lag damals bei 27 Gramm pro Tag (individuelle Spitzenwerte bis zu 60 Gramm). Im Alter von 50 bis 60 Jahren hatten 70 Prozent der Bevölkerung einen Blutdruck von über 150/90. Im Süden lag der mittlere Salzkonsum „nur" bei 14 Gramm pro Tag und nur 10 Prozent der Bevölkerung hatten einen Blutdruck von über 150/90.

In einer Dorfgemeinschaft in Portugal mit 800 Erwachsenen lag die mittlere Salzzufuhr bei 21 Gramm pro Tag. 30 Prozent litten unter Bluthochdruck. Einer Reduktion der Salzzufuhr auf durchschnittlich 12 Gramm folgte ein deutlicher Rückgang des Blutdruckes gegenüber der Kontrollgruppe. Je größer die individuelle Beschränkung der Salzzufuhr, desto größer war die Blutdrucksenkung (FORTE 1989).

Auf den Salomon-Inseln im Südpazifik haben die Eingeborenen unterschiedlich viel Salz verwendet: Im Inneren der Inseln weniger als 2 Gramm pro Tag, und Bluthochdruck war selten. An der Küste wurde mit Meerwasser gekocht und die Salzzufuhr lag bei 9 bis 15 Gramm. 8 Prozent der Küstenbewohner litten unter Bluthochdruck (PAGE 1974).

In Finnland ging innerhalb von dreißig Jahren der Salzkonsum um ein Drittel zurück und der mittlere Blutdruck verringerte sich um über 10 mm Hg. In dieser Zeit hat sich die Sterberate für Schlaganfall und Herzinfarkt um etwa 75 bis 80 Prozent reduziert (KARPPANEN 2009).

Tierversuche

Die Zugabe von Salz treibt auch bei Säugetieren den Blutdruck nach oben, bei Mäusen und Ratten, bei Schimpansen (DENTON 1995), anderen Primaten (SRINIVASAN 1984, CHERCHOVICH 1976) und bei Schweinen (CORBETT 1979).

Bei einem Tierversuch mit Schimpansen (15 g Salz pro Tag) erhöhte sich der Blutdruck im Laufe der Zeit immer weiter, auch noch nach 18 Monaten zum Ende der Studie. Nach Rückkehr zur natürlichen Fütterung ohne Zugabe von Salz dauerte es 6 Monate, bis sich der Blutdruck wieder normalisiert hatte (DENTON 1995).

Schlußfolgerung

Der Mensch ist genetisch an Pflanzenkost angepaßt. Wir benötigen nur wenig Natrium, dagegen viel Kalium (JENKINS 2003). Das erfordert eine Ernährung mit viel Gemüse und Obst, aber wenig Salz.

Dabei dürfen wir uns nicht von sogenannten *salzreduzierten Diäten* täuschen lassen, die zu viel Salz enthalten (meist 3 bis 6 Gramm täglich, mitunter auch mehr).

Kapitel 10

Senkung des Blutdruckes mit Medikamenten

Die Ursachen eines überhöhten Blutdruckes wurden bereits erläutert (Kapitel 8). Doch viele Ärzte und Patienten wollen davon nichts wissen. Es erscheint einfacher, blutdrucksenkende Arzneimittel zu verordnen. Viele Patienten glauben, alles sei in Ordnung, wenn nur der Blutdruck „richtig eingestellt" sei.

Untersucht wird in Studien vor allem die Wirkung von Blutdrucksenkern auf das Sterbe- und Infarktrisiko zumeist älterer Patienten mit (sehr) hohem Blutdruck und fortgeschrittener Arteriosklerose. Bei diesen Patienten läßt sich tatsächlich ein geringeres Sterbe- und Infarktrisiko feststellen, weil der Druck auf die verhärteten und geschädigten Arterienwände vermindert wird. Auch die Schadwirkung auf die Nieren wird bei geringerem Blutdruck abgeschwächt.

Doch Blutdrucksenker werden erst verordnet, wenn die Arteriosklerose bereits fortgeschritten und der Blutdruck auf über 140/90 angestiegen ist. Bereits der dauerhafte Anstieg auf über 110/70 bedeutet eine geringere Lebenserwartung und ein höheres Infarktrisiko. Je höher der Blutdruck oberhalb dieser Grenze, desto größer ist das Risiko für Herz-Kreislauf-Erkrankungen, für Infarkte und andere degenerative Erkrankungen.

Die medikamentöse Behandlung setzt also Jahrzehnte zu spät ein, sie kann wegen den Nebenwirkungen auch nicht früher begonnen werden.

Patienten mit Arteriosklerose können auch einen normalen Blutdruck haben. Dennoch besteht auch für sie ein erhöhtes Infarktrisiko, das sich nur mit Ernährungskorrektur und Salzbeschränkung wirksam senken läßt.

Bei der medikamentösen Behandlung bleiben die Ursachen der Arteriosklerose und des Bluthochdruckes bestehen. Die Arteriosklerose wird nicht geheilt, sondern nur behandelt. Verglichen mit gesunder Ernährung versprechen Blutdrucksenker nur bescheidene Gewinne an Lebenszeit. Notwendig ist eine ursachenbezogene Vorgehensweise und nicht die Behandlung der Symptome.

Das Ziel der pharmazeutischen Industrie ist nicht Heilung, sondern Dauerbehandlung und damit der dauerhafte Verkauf von Arzneimitteln, welche die Zwangsversicherten mit ihren Beiträgen zu bezahlen haben. Deshalb wird Bluthochdruck mit Blutdrucksenkern behandelt. Doch niemand wird dadurch gesund. – Viele Ärzte haben resigniert, schon allein wegen der großen Anzahl der Hochdruck-Patienten. Es fehlt die Zeit zur Aufklärung. Wenn Patienten wirklich gesund werden wollen, müssen sie sich selbst sachkundig machen.

Blutdrucksenkende Arzneimittel sind:

- Diuretika,
- Betablocker,
- Kalzium-Antagonisten,
- ACE-Hemmer,
- AT1-Antagonisten.

Ein *Diuretikum* ist ein urinförderndes Medikament, das die vermehrte Wasserausscheidung über die Nieren bewirkt (*Diurese*).

Ist die Konzentration an Natrium und Chlorid im Blutplasma und Zwischenzellraum zu hoch, wird zu viel Wasser im extrazellulären Flüssigkeitsraum gehalten (Blutplasma, Zwischenzellraum), was einen erhöhten Blutdruck und die Aufschwemmung der Gewebe zur Folge hat.

Die meisten Diuretika wirken als *Saluretika*: Sie hemmen die Rückresorption von Natrium in den Nieren, wodurch mehr Natrium ausgeschieden wird (*Salurese, Natriurese*) und die Natrium-Konzentration im Blut schneller abfällt. Auf diese Weise wird der Blutdruck gesenkt. Auch Ödeme können damit abgeschwächt werden, sofern sie durch eine erhöhte Natrium-Konzentration im Zwischenzellraum bedingt sind. Besser ist es jedoch, bei der Ursache anzusetzen und weniger Natriumchlorid zuzuführen, indem der Salzkonsum auf ein gesundes Maß beschränkt wird.

Daneben gibt es *Aquaretika* (*Vasopressin-Antagonisten*), welche die Ausscheidung von Wasser fördern (*Aquarese*). Diese neuartigen und teuren Arzneimittel senken den Blutdruck, indem die Bildung des *antidiuretischen Hormons* (ADH) unterdrückt oder die Wirksamkeit dieses Hormons vermindert wird. Dadurch wird mehr Wasser ausgeschieden und der Blutdruck sinkt, allerdings verbunden mit der Nebenwirkung, daß sich die Dehydration verschlimmert.

ADH wird auch als *Vasopressin* bezeichnet. Es vermindert die Wasserausscheidung und steigert damit den Blutdruck (Seite 61). ADH wird vermehrt freigesetzt bei

Dehydration (zu geringe Wasserzufuhr) und einer erhöhten Konzentration osmotisch wirksamer Stoffe im Blutplasma (bei Zufuhr von Natriumchlorid). ADH ist also ein notwendiges Hormon, ohne das sich der Wassermangel schnell verschärfen würde, denn es bremst die Wasserausscheidung über den Urin. Anstatt mit Hilfe eines Arzneimittels die Bildung von ADH zu unterdrücken oder dessen Wirkung abzuschwächen, ist an der Ursache anzusetzen: (1) genug Wasser trinken, und (2) die Salzzufuhr beschränken.

Das *natürliche Diuretikum* ist Wasser. – Das Trinken von Wasser wirkt als Aquaretikum, da bei guter Wasserversorgung des Organismus kein Vasopressin ausgeschüttet wird. Wassertrinken wirkt zugleich als Saluretikum, weil dadurch die Ausscheidung überschüssigen Natriums und Chlorids gefördert wird. Das wiederholte Wassertrinken ist besonders wichtig nach einer salzhaltigen Mahlzeit, da bei erhöhter Natrium- und Chlorid-Konzentration im Blut das Durstgefühl unterdrückt wird (Seite 66). Das wiederholte Trinken ist auch deshalb geboten, weil überschüssiges Wasser schneller ausgeschieden wird als überschüssiges Natrium und Chlorid.

Unerwünschte Wirkungen der Diuretika

Allgemeine Nebenwirkungen:

- *Übermäßiger Wasserverlust*, dadurch Austrocknung des Organismus, zu niedriger Blutdruck und erhöhtes Risiko einer Thrombose bei eingedicktem Blut (erhöhtes Infarktrisiko).

- *Übermäßiger Verlust an Natrium und Chlorid.* – Natriummangel im Blut (Hyponatriämie) kann zu Krampfanfällen, Wadenkrämpfen und Verwirrtheit führen.
- *Übermäßiger Verlust an Kalium.* – Eine mögliche Folge: Hypokaliämie mit Herzrhythmusstörungen (gilt nicht für kaliumsparende Diuretika, diese können allerdings eine Hyperkaliämie verursachen, eine gefährlich hohe Kalium-Konzentration im Blut).

Spezielle Nebenwirkungen nach Substanzgruppen:
Thiazid-Diuretika:

- Elektrolyt-Störung im Blutserum: Natrium (↓), Kalium (↓), Magnesium (↓), evtl. Kalzium (↑).
- Hypovolämie (zu geringes Blutvolumen), evtl. Harnstoff und Kreatinin (↑), Blutdrucksenkung, erhöhte Thromboseneigung, besonders in der Phase vermehrter Wasserausschwemmung.
- Stoffwechselstörungen: Glukose, Harnsäure, LDL-Cholesterin und Triglyzeride.
- Aktivierung des Renin-Angiotensin-Aldosteron-Systems (infolge der Hypovolämie, Seite 63), dadurch verstärkte Wirkung von ACE-Hemmern (diese dienen ebenfalls der Senkung des Blutdruckes).
- Magen- und Darmbeschwerden,
- mitunter allergische Reaktionen.
- Veränderungen des Blutbildes (Anämie, Leukozytopenie (Mangel an weißen Blutzellen), Thrombozytopenie (Mangel an Blutplättchen), Pankreatitis (Entzündung der Bauchspeicheldrüse)).

Schleifendiuretika haben die gleichen Nebenwirkungen wie Thiazide, jedoch mit einem Unterschied: Kalzium im Blut wird nicht angehoben, sondern gesenkt. – Außerdem:

- Übelkeit, Erbrechen (Etacrynsäure),
- reversibler Hörverlust (Furosemid),
- irreversibler Hörverlust (Etacrynsäure).

Aldosteron-Antagonisten. – Nebenwirkungen:

- Blutserum: Kalium (↑), Natrium (↓).
- Gynäkomastie (Vergrößerung der Brustdrüse beim Mann), Impotenz, Amenorrhoe (Ausbleiben der Regelblutung), Zwischenblutungen, Brustspannungen, Stimmveränderungen, Hirsutismus (vermehrte Behaarung bei Frauen, z. B. Bartwuchs).
- Magen- und Darmbeschwerden.
- Hautveränderungen.
- Verwirrtheit.

Amilorid und Triamteren. – Nebenwirkungen:

- Blutserum: Kalium (↑), Natrium (↓). – (Hyperkaliämie, Hyponatriämie).
- Allergische Reaktionen.
- Blutbild (Triamteren: megaloblastäre Anämie, Störung der Blutbildung im Knochenmark).
- Magen- und Darmbeschwerden.

Das alles kann man sich ersparen! Es genügt, ausreichend Wasser zu trinken und die Salzzufuhr auf ein gesundes Maß zu beschränken. Doch welcher Patient wird darüber aufgeklärt? Und wer ist bereit, seine Ernährung und Lebensweise zu ändern, um gesund zu werden?

Betablocker

Diese blockieren die *Beta-Rezeptoren* (Beta-Adrenorezeptoren) und vermindern dadurch die Wirkung des Streßhormons *Adrenalin* und des Neurotransmitters *Noradrenalin*. Gesenkt wird der Blutdruck und die Schlagfrequenz des Herzens.

Betablocker werden sehr häufig verordnet: etwa 2 Milliarden definierte Tagesdosen pro Jahr in Deutschland. Das entspricht der Behandlung von 5,5 Millionen Patienten.

Zu den Ursachen: Bei Wassermangel und Überlastung des Blutes mit Natrium und Chlorid herrscht osmotischer Streß. Es wird vermehrt das *antidiuretische Hormon* ausgeschüttet, das den Blutdruck steigert und die Wasserausscheidung über die Nieren vermindert. Zugleich werden diese Hormone freigesetzt: *Corticotropin-freisetzendes Hormon, Adrenocorticotropin, Cortisol, Adrenalin* und *Noradrenalin* (GRAUDAL 2017).

Doch anstatt voreilig Betablocker zu verordnen, sollten die eigentlichen Ursachen beseitigt werden: (1) Wassermangel und (2) Überlastung mit Natriumchlorid.

Unerwünschte Wirkungen der Betablocker sind:

- *Gewichtszunahme.*
- *Herz und Kreislauf: Niedriger Blutdruck, zu langsamer Puls, Herzinsuffizienz* (Herzschwäche), *Herzrhythmusstörung*, periphere *Durchblutungsstörung* durch Verengung der Blutgefäße der Haut und der Extremitäten.
- Verstärkung von *Asthma.*
- *Müdigkeit, depressive Verstimmungen.*
- *Erektions- und Potenzstörungen.*
- Auslösen oder Verschlimmerung einer *Schuppenflechte.*

Kalzium-Antagonisten

Kalziumkanal-Blocker vermindern den Einstrom von Kalzium-Ionen in die Muskelzellen, wodurch sich die Gefäßmuskulatur entspannt und sich die Arterien weiten, was mit einem geringeren Blutdruck einhergeht. Doch bei Bluthochdruck, koronarer Herzkrankheit und Herzrhythmusstörungen sollten nicht voreilig Kalziumkanal-Blocker verschrieben werden.

Zunächst ist die Überlastung mit Kalzium zu überwinden: keine Kalziumpräparate und keine kalziumreichen Milchprodukte (Milch, Käse, Joghurt, Quark). Nach der Gesundung dürfen diese Milchprodukte nur in Maßen gegessen werden, um nicht erneut eine Kalziumüberlastung herbeizuführen.

Unerwünschte Wirkungen der Kalzium-Antagonisten:

- Schwellung der Beine (Ödeme),
- erhöhte Herzschlagfrequenz,
- starkes Herzklopfen,
- Kollaps und Schock bei Überdosis,
- Störung der kalziumabhängigen Zellkommunikation,
- allergische Reaktionen,
- Gesichtsrötung und allgemeines Wärmegefühl,
- Schwindelgefühl,
- Kopfschmerzen,
- Impotenz,
- Verstopfung,
- Schwellung und Entzündung des Zahnfleisches,
- erhöhte Blutungsneigung.

Die Nebenwirkungen verstärken sich bei Mangel an Vitamin D und Kalzium.

Oft besteht auch ein Mangel an Magnesium in den Zellen. Dieser ist zu beseitigen mit dem Verzehr von Obst und Gemüse sowie mit der Einnahme von Magnesiumcitrat. Denn Magnesium ist der natürliche Kalziumkanal-Blokker. Kalzium-Ionen werden mit Hilfe magnesiumabhängiger Enzyme aus den Muskelzellen wieder herausbefördert, wodurch sich die Muskelzellen sofort beruhigen und die Gefäßmuskulatur entspannt.

Ferner ist dauerhaft für einen optimalen Vitamin-D-Spiegel zu sorgen, denn mit der Aktivierung von Vitamin D werden Aufnahme und Ausscheidung von Kalzium und Magnesium reguliert (ausführlich zu Kalzium, Magnesium und Vitamin D in unserem Buch *Osteoporose als Folge fehlerhafter Ernährung und Lebensweise. Über die Irrtümer der Osteoporose-Medizin und die Kunst, gesund zu bleiben*). Eine Übersicht gewährt das Buch *Gesund in sieben Tagen* von RAIMUND VON HELDEN).

ACE-Hemmer

Verordnet werden ACE-Hemmer bei Bluthochdruck und chronischer Herzinsuffizienz (Herzschwäche).

Diese Arzneistoffe hemmen das *Angiotensin-konvertierende Enzym* (*Angiotensin Converting Enzyme*). Somit entsteht weniger *Angiotensin II* aus *Angiotensin I*, und das *Renin-Angiotensin-Aldosteron-System* (RAAS) wird ausgehebelt.

Eine Wirkung von Angiotensin II: Erhöhte Rückgewinnung von Natrium- und Chlorid-Ionen in den Nieren (Seite 63). – Bei Unterdrückung der Bildung von Angiotensin II mit ACE-Hemmern wird mehr Natrium und Chlorid ausgeschieden und damit auch mehr Wasser. Folglich geht das Blutvolumen zurück und der Blutdruck sinkt. Es verringert sich die Belastung des Herzens beim Pumpen, was bei Herzschwäche vorteilhaft ist.

Eine weitere Wirkung von Angiotensin II: Die Freisetzung des antidiuretischen Hormons (ADH) wird erhöht. Dadurch verringert sich die Wasserausscheidung über die Nieren und erhöht sich das Blutvolumen, wodurch der Blutdruck ansteigt. – Mit ACE-Hemmern wird dem entgegengewirkt und der Blutdruck fällt. Allerdings geht dabei auch vermehrt Wasser über die Nieren verloren und die Dehydration verschlimmert sich.

Angiotensin II stimuliert ferner das Durstempfinden. Wird die Bildung von Angiotensin II mit ACE-Hemmern blockiert, schwächt sich das Durstempfinden ab, die Patienten trinken zu wenig und neigen dadurch noch mehr zur Dehydration.

Die *Nebenwirkungen der ACE-Hemmer:*

- Dehydration,
- trockener Husten.
- Heiserkeit, Halsschmerz, selten Asthmaanfälle, Atemnot,
- Hautausschlag.
- Angioödem (Schwellung unter der Haut).
- Störung des Geschmackssinnes.
- Störung der Nierenfunktion.
- Starker Blutdruckabfall (dosisabhängig), verbunden mit Schwindelgefühl, Kopfschmerzen und Benommenheit.

- Zunahme der Kalium-Konzentration im Blutserum, verbunden mit einer Gefährdung des Herzens.
- Selten Thrombozytopenie (Mangel an Blutplättchen), Neutropenie (zu wenig neutrophile Granulozyten im Blut) und anaphylaktischer Schock (extreme Überempfindlichkeitsreaktion). Ebenfalls selten sind hämolytische Anämie (zu wenig rote Blutzellen aufgrund ihres vorzeitigen Zerfalls) und Störung der Leberfunktion.

AT1-Antagonisten

Diese Arzneistoffe blockieren den *Angiotensin-II-Rezeptor* (Subtyp 1) und wirken damit wie ACE-Hemmer, nur mit dem Unterschied, daß nicht die Bildung von Angiotensin II unterdrückt wird, sondern dessen Ankopplung an den Rezeptor.

Häufige Nebenwirkungen sind Kopfschmerzen, Schwindel und Müdigkeit. Es kann zu einer erhöhten Konzentration von Kalium im Blut (Hyperkaliämie) kommen.

Absetzen der Medikamente

Blutdrucksenkende Arzneimittel sind unter ärztlicher Aufsicht abzusetzen. Denn der Blutdruck darf beim Absetzen nicht auf hohe Werte ansteigen. Mitunter kann es Jahre dauern, bis die Verhärtung der Arterienwände überwunden und der Blutdruck auf gute Werte abgesunken ist. Keine Ursache darf übersehen werden (Seite 149).

Kapitel 11

Osteoporose durch Salzkonsum

Das Geschöpf, das falsch lebt, wird früh zerstört.
Krankheit, Siechtum und sonstiges Elend sind die Folgen.
GOETHE

Reichliche Zufuhr von Natriumchlorid verursacht eine schwache *metabolische Azidose* (Übersäuerung, Abfall des pH-Wertes im Blut), beschleunigt dadurch den Knochenabbau und führt zu Knochenschwund. Ist dieser Zustand von Dauer, wird Osteoporose gefördert (TEUCHER 2008, HEANEY 2006, FRASSETTO 2008, 2007, BEDFORD 2011, ITOH 1999, JONES 1997, EVANS 1997, DEVINE 1995, MATKOVIC 1995, CHAN 1993, GOULDING 1984).

Das läßt sich mit der Einnahme von Kaliumbikarbonat vermeiden. Damit wird der Knochenabbau verlangsamt und Knochenschwund verhindert (BUEHLMEIER 2012, FRASSETTO 2007, 2001). Kaliumcitrat hat den gleichen positiven Effekt (HARRINGTON 2003, SELLMEYER 2002, PAK 2002, VESCINI 2005, FABRIS 2009). – Es ist also ratsam, den Salzkonsum auf ein gesundes Maß zu beschränken und zugleich die Versorgung mit Kalium und Bikarbonat zu verbessern (LEMANN 1991, 1989). Das bedeutet: mehr Gemüse und Obst essen.

Die Wirkung von Natriumchlorid auf den Säure-Basen-Haushalt

Es heißt, Natriumchlorid löse sich in Wasser neutral bei pH 7. Doch das stimmt nur bei absolut reinem, doppelt destilliertem Wasser.

Körperflüssigkeiten wie das Blut unterscheiden sich von reinen Lösungen, denn sie enthalten Elektrolyte. In diesem Falle wirkt die Zufuhr von NaCl anders. Hinzu kommt das Bestreben des Organismus, die Konzentration an Na^+, K^+ und Cl^- im optimalen Bereich zu halten, im Blut, im Zwischenzellraum, in den Zellen und Zellorganellen.

Na^+ und K^+ haben wegen ihrer positiven Ladung die Eigenschaft, Wasserstoff-Ionen H^+ (Protonen) aus einem Bereich in einen anderen zu verdrängen. Natrium und Kalium wirken im Organismus deshalb funktionell basisch. Das negativ geladene Chlorid Cl^- verdrängt hingegen das Bikarbonat-Ion HCO_3^- und zieht H^+ an. Chlorid wirkt dadurch funktionell sauer. Der Säure-Basen-Haushalt in den einzelnen Körperflüssigkeiten wird also wesentlich reguliert durch die Konzentration von Natrium, Kalium und Chlorid (Limburg 2008, 37).

So wird über intrazelluläre Chlorid-Kanäle die Aktivität der Osteoklasten durch Einstrom von Chlorid gesteigert, die dadurch mehr Säure bilden und schneller Knochensubstanz auflösen (Okamoto 2008, Schaller 2005, 2004).

Schlußfolgerung: Chlorid-Überlastung ist zu vermeiden, indem die Zufuhr von Natriumchlorid reduziert wird.

Übersäuerung der Zellen durch Natriumüberlastung und relativen Kaliummangel

Der pH-Wert der Zellflüssigkeit (pH 6,0 bis 7,2) ist abhängig von der Säurebildung in den Zellen und wird maßgeblich von der Kalium-Konzentration bestimmt. So liegt im Blutplasma der Gehalt an K^+ bei 4 mmol/l, in der Zelle jedoch bei 120 bis 150 mmol/l, ein Unterschied um den Faktor 40.

K^+ hat in der Zelle die Eigenschaft, H^+ als Säureträger aufgrund der gleichen Ladung zu verdrängen. Eine optimale H^+-Konzentration in der Zelle erfordert somit eine optimale K^+-Konzentration. Fällt der intrazelluläre Kaliumspiegel aufgrund eines Kaliummangels, wandert zur Aufrechterhaltung der Elektroneutralität vermehrt H^+ in die Zelle. Bei Erschöpfung der intrazellulären Pufferkapazität fällt der pH-Wert der Zellflüssigkeit ab und die Zelle ist übersäuert. Eine Folge davon ist, daß die Osteoblasten ruhen und keine Knochenmasse mehr aufgebaut wird, während die Osteoklasten zu gesteigerter Aktivität angetrieben werden und der Knochenabbau beschleunigt wird.

Doch bei der Blut-Gas-Analyse ist vom pH-Abfall nichts zu sehen. Es kann sogar eine Verschiebung in die andere Richtung (latente Alkalose) stattfinden (zu hoher Basenüberschuß im Blut, auch wenn der Blut-pH im Normbereich bleibt), weil K^+ aus den Zellen ins Blut abwandert und neben HCO_3^- vermehrt ausgeschieden wird, während H^+ aus dem Blut in die Zellen strömt. Dadurch wird auch der Urin alkalisch. Das zeigt, wie leicht man sich mit einer Urinanalyse bei der Beurteilung des Säure-Basen-Haushaltes täuschen kann (JÖRGENSEN 1995).

Im Tierversuch zeigen Hunde bei kaliumfreiem Futter eine vermehrte Ausscheidung von HCO_3^-, da aufgrund eines Kaliummangels in den Zellen vermehrt H^+ in die Zellen strömt und wegen des H^+-Verlustes im Blut der Basenüberschuß des Blutes zunimmt, was durch Ausscheidung des überschüssigen HCO_3^- kompensiert wird. Das kostbare Bikarbonat geht dabei vermehrt verloren. Der Urin-pH steigt an, obwohl eine *zelluläre Azidose* vorliegt.

Bei Zugabe von Kalium zum Futter gelangt K^+ wieder vermehrt in die Zellen und treibt das überschüssige H^+ aus den Zellen ins Blut, so daß der zelluläre pH-Wert wieder ansteigt. Das ist mit verstärkter Ansäuerung des Blutes verbunden und veranlaßt die Nieren zur vermehrten Ausscheidung von H^+ und zur Zurückhaltung von HCO_3^-. Der Urin-pH sinkt tief in den sauren Bereich, bis das überschüssige H^+ eliminiert ist (Burnell 1974).

Der Blut-pH und auch der Urin-pH sagen also nichts über das pH-Milieu in den Zellen aus. Doch der pH-Wert des Zellplasmas von Osteoblasten und Osteoklasten bestimmt wesentlich die Geschwindigkeit von Knochenaufbau und -abbau.

Welche Konsequenzen sind daraus zu ziehen?

- *Gute Kaliumversorgung* über Obst und Gemüse gewährleisten (Kapitel 13).
- Ein *hohes Kalium/Natrium-Verhältnis* anstreben (mehr Kalium und weniger Natrium durch maßvollen Salzkonsum).
- Auf *gute Magnesiumzufuhr* achten, da Kalium mit Hilfe magnesiumabhängiger Enzyme in die Zellen gepumpt wird.

Kapitel 12

Krebserkrankungen

Die Überlastung mit Natriumchlorid verursacht genetische Instabilität, wodurch die Entstehung von Krebszellen gefördert wird.

In den Zellen herrscht eine hohe Kalium- und eine niedrige Natrium-Konzentration (Seite 54). Die gute Funktion und Aktivierung der Gene erfordert eine optimale, also eine hohe Kalium-Konzentration in den Zellen.

Bei Kaliummangel (zu wenig Obst und Gemüse), verbunden mit Natriumüberlastung (zu viel Natriumchlorid in der Nahrung), droht der Abfall der Kalium-Konzentration in den Zellen und dadurch der vermehrte Einstrom von H^+ in die Zellen (H^+ ersetzt K^+, Seite 173). Somit fällt der pH-Wert der Zellflüssigkeit ab und es kommt zur zellulären Übersäuerung. Dabei bleibt der pH-Wert des Blutes normal (Seite 173).

Bei Abfall des pH-Wertes in den Zellen steigt das Risiko, daß Gene und Enzyme nicht mehr richtig funktionieren. Ist die Funktion der Reparaturenzyme dauerhaft unterdrückt, weil der Organismus bei (nahezu) jeder Mahlzeit mit Salz überlastet wird, können sich mit der Zeit Gendefekte entwickeln. Diese Gendefekte summieren sich und führen schließlich zur Entstehung von Krebszellen. Die zelluläre Übersäuerung fördert somit die Entstehung von Krebs (PARK 1999).

Außerdem aktiviert Kalium viele Enzyme, unter anderem solche, die an der Zellteilung und an der *Apoptose* beteiligt sind (HUGHES 1999). Die Apoptose, der kontrollierte Zelltod, wird eingeleitet, wenn Gene beschädigt sind und sich nicht reparieren lassen. Unterbleibt die Apoptose, kann sich die gengeschädigte Zelle zu einer Krebszelle entwickeln.

Zahlreiche Studien unterschiedlicher Art belegen: Eine niedrige Kalium-Konzentration in den Zellen ist mit einem höheren Krebsrisiko verbunden. Und bei erhöhter Natrium-Konzentration in den Zellen besteht gleichfalls ein höheres Krebsrisiko. Das *Verhältnis der Konzentration von Kalium zu Natrium* in den Zellen ist dabei von größerer Relevanz als die Kalium- und die Natrium-Konzentration für sich allein betrachtet. Je geringer die Kalium/Natrium-Relation (zu wenig Kalium und zu viel Natrium in den Zellen), desto höher ist das Krebsrisiko. Der Zusammenhang ist dabei nicht linear, sondern exponentiell. Beide Faktoren verstärken sich gegenseitig (JANSSON 1986, 1990).

Die Zufuhr von Natriumchlorid hat je nach Dosis einen Einfluß auf das langfristige Krebsrisiko, abgemildert durch eine höhere Kaliumzufuhr über mehr Obst und Gemüse. Die Überlastung mit Natriumchlorid wirkt krebsverursachend und die gute Kaliumzufuhr krebsverhütend (JANSSON 1986, 1990, 1996).

Eine hohe Natrium- und eine niedrige Kalium-Konzentration in den Zellen erhöhen langfristig das Krebsrisiko. Erkrankungen, die mit Kaliummangel einhergehen (Alkoholismus, Fettleibigkeit, chronischer Streß), sind mit einem erhöhten Krebsrisiko verbunden (JANSSON 1996).

Nierenkrebs. – Eine hohe Natriumzufuhr ist ein Risikofaktor für Nierenkrebs, besonders in Kombination mit geringer Flüssigkeitszufuhr (DECKERS 2014).

Darmkrebs. – Eine hohe Zufuhr von Natrium ist ein Risikofaktor für Darmkrebs (Dickdarm, Mastdarm), während eine hohe Zufuhr von Kalium das Krebsrisiko senkt. Viel Kalium in der Nahrung schützt vor Krebs (KUNE 1989).

Schleimhautgeschwüre. – Adenome (Geschwüre) der Schleimhäute von Dickdarm und Mastdarm tendieren bei Kaliummangel früher dazu, bösartig zu werden (DAVIES 1984).

Magenkrebs. – Viele Studien belegen einen engen Zusammenhang zwischen Salzzufuhr und der Häufigkeit von Magenkrebs (D'ELIA 2014, PELETEIRO 2011, WANG 2009, TSUGANE 2005, JOOSSENS 1996). Die Beschränkung der Salzzufuhr verringert das Risiko für Magenkrebs. Auch der Verzehr von mehr Obst und Gemüse dürfte zum Rückgang des Magenkrebsrisikos in vielen Ländern beigetragen haben (JAROSZ 2011).

Chronische Entzündungen. – Eine hohe Zufuhr von Natriumchlorid steigert die Entzündungsintensität (Seite 129 und 142). Die Belastung der Gewebe mit Natriumchlorid fördert die *Angiogenese* (Bildung von Blutgefäßen) und die *Unterdrückung der Immunfunktion.* Beide Faktoren fördern die *Tumorbildung* und das *Tumorwachstum* (AMARA 2017).

Schlußfolgerung: Zur Verhütung und Behandlung von Krebserkrankungen empfiehlt sich eine Ernährung mit viel frischem Gemüse (viel Kalium) und wenig Salz (wenig Natriumchlorid).

Diesen Grundsatz verfolgte bereits der Arzt Dr. MAX GERSON (1881–1959) mit seiner Krebstherapie, bei welcher die Patienten jede Stunde ein Glas frisch gepreßten Saft tranken (vor allem aus Möhren und anderem Gemüse bestehend, zum Teil Möhren und Apfel gemischt). Ansonsten ernährten sich die Patienten von Rohkost, Salat und Gemüse. Salz war verboten. – Auch andere biologische Krebstherapien beruhen auf dem gleichen Prinzip: viel Gemüse und frisch gepreßter Gemüsesaft, aber kein Salz; nicht nur während der ersten Wochen, sondern dauerhaft.

Die Menschen sind vor einfachen Ideen
wie eine Fledermaus vor dem Licht:
Sie sind geblendet.

ARISTOTELES

Kapitel 13

Die Bedeutung des Kaliums

Eine optimale Konzentration an Kalium in den Zellen ist notwendig, damit alle Zellfunktionen ungestört ablaufen und die Entwicklung von *Krebserkrankungen* vermieden wird (wie im vorigen Kapitel gezeigt).

Kalium hat im Gegensatz zu Natrium einen vorteilhaften Einfluß auf die *Endothel-Funktion.* Der schädliche Effekt einer salzreichen Mahlzeit wird durch Kalium abgeschwächt (Blanch 2015, 2014).

Überlastung an Natrium und Mangel an Kalium verursachen *Bluthochdruck* (Adrogué 2014, Krishna 1991), und ebenso *Herz-Kreislauf-Erkrankungen.* Beide Faktoren verstärken sich gegenseitig. Ein Mangel an Kalium verschärft somit die Überlastung mit Natrium (Cook 2009).

Wenn die Beschränkung der Salzzufuhr nicht zur Senkung des erhöhten Blutdruckes führt, kann die vermehrte Zufuhr von Kalium hilfreich sein (Zhao 2009), am besten mit Obst, Salat und viel frischem Gemüse (Seite 65).

Auch Kalium-Präparate können den Blutdruck senken, so das Ergebnis einer Meta-Analyse aller Studien mit zufällig ausgewählter Versuchs- und Kontrollgruppe (Poorolajal 2017). Besser ist es allerdings, Kalium über Obst und Gemüse zuzuführen.

Kalium vermindert generell die Schadwirkung salzreicher Ernährung (Ying 2009).

Eine höhere Zufuhr von Kalium ist mit einer geringeren Sterberate und einem geringeren Infarktrisiko verbunden. Mehr Kalium verspricht eine *höhere Lebenserwartung* (O'Donnell 2014, Yang 2011, Umesawa 2008). Dabei ist jedoch unklar, ob dieser Effekt auf Kalium allein zurückzuführen ist oder eher auf eine Ernährung mit mehr Obst und Gemüse, die reich an Kalium ist, aber auch andere Mineralstoffe sowie Vitamine und Antioxidantien enthält.

Schlußfolgerung: Unser Organismus ist angepaßt an eine Ernährung mit wenig Natrium und Chlorid, dafür mit viel Kalium und Wasser. Obst und Gemüse erfüllen in idealer Weise alle vier Forderungen. Das Kalium/Natrium-Verhältnis ist hoch, im Gegensatz zu all den gesalzenen Grundnahrungsmitteln, die mehr Natrium als Kalium enthalten (Tabelle Seite 104 ff.).

Alles ist gut, wie es aus den Händen der Natur kommt.
Goethe

Der Mensch beurteilt die Dinge lange nicht
so sehr nach dem, was sie wirklich sind,
als nach der Art, wie er sie sich denkt
und sie in seinen Ideengang einpaßt.
Alexander von Humboldt

Das ganze Geheimnis, sein Leben zu verlängern,
besteht darin: es nicht zu verkürzen.
Ernst von Feuchtersleben

Literaturverzeichnis

Bücher

De Luca; Menani; Johnson: *Neurobiology of Body Fluid Homeostasis: Transduction and Integration.* Boca Raton (FL) 2014.

Denton, Derek: *Hunger for Salt: An Anthropological Physiological and Medical Analysis.* London 1982.

Greger, Michael: *How not to die.* London 2015.

Limburg Stirum, John van: *Moderne Säure-Basen-Medizin. Physiologie, Diagnostik, Therapie.* Stuttgart 2008.

Löffler, Georg; Petrides, Petro; Heinrich, Peter: *Biochemie und Pathobiochemie.* 8. Auflage Heidelberg 2007.

Pollack, Gerald: *Wasser viel mehr als H_2O.* 2. Auflage Freiburg 2015.

Pollack; Cameron; Wheatley: *Water and the Cell.* Dordrecht 2006.

Pollack, Gerald: *Cells, Gels and the Engines of Life. A new, unifying Approuch to Cell Function.* Seattle 2001.

Tortora, Gerard; Derrickson, Bryan: *Anatomie und Physiologie.* Weinheim 2008.

Thomas, Lothar: *Labor und Diagnose.* 8. Auflage 2012.

Der Natrium- und Chlorid-Haushalt

(Kapitel 3, Seite 75)

Brown; Tzoulaki; Candeias; Elliott: Salt intakes around the world: implications for public health. *Int J Epidemiol.* 2009 Jun;38(3):791-813.

Hew-Butler; Sharwood; Collins et al.: Sodium supplementation is not required to maintain serum sodium concentrations during an Ironman triathlon. *Br J Sports Med.* 2006 Mar;40(3):255-9.

Intersalt: an international study of electrolyte excretion and blood pressure. Results for 24 hour urinary sodium and potassium excretion. Intersalt Cooperative Research Group. *BMJ.* 1988 July 30;297(6644):319–328.

Meneton; Jeunemaitre; de Wardener; Macgregor: Links Between Dietary Salt Intake, Renal Salt Handling, Blood Pressure, and Cardiovascular Diseases. *Physiological Reviews* 2005;85(2):679-715.

Morris; Na; Johnson: Salt craving: the psychobiology of pathogenic sodium intake. *Physiol Behav.* 2008;94(5):709-21.

Mühlendahl; Lenert; Krienke: Intoxikation nach Gabe von Kochsalz als Emetikum. *Dtsch. Med. Wschr.* 1976;101:335-336.

Suckling; He; Markandu; MacGregor: Dietary salt influences postprandial plasma sodium concentration and systolic blood pressure. *Kidney Int.* 2012 Feb;81(4):407-11.

Krank durch Überlastung mit Natriumchlorid

(Kapitel 7, Seite 125)

Insulinresistenz und Übergewicht

CHUN; HAN; KIM et al.: Association of Urinary Sodium Excretion With Insulin Resistance in Korean Adolescents: Results From the Korea National Health and Nutrition Examination Survey 2009-2010. *Medicine* (Baltimore). 2016 Apr;95(17):e3447.

KIMURA; HASHIMOTO; TANAKA et al.: Sodium-chloride Difference and Metabolic Syndrome: A Population-based Large-scale Cohort Study. *Intern Med.* 2016;55(21):3085-3090.

OH; HAN; HAN et al.: Association of Sodium Excretion With Metabolic Syndrome, Insulin Resistance, and Body Fat. *Medicine* (Baltimore). 2015 Sep;94(39):e1650.

PITYNSKI; FLYNN et al.: Does salt have a permissive role in the induction of puberty? *Med Hypotheses*. 2015; 85(4):463–467.

RAFIE; MOHAMMADIFARD; KHOSRAVI et al.: Relationship of sodium intake with obesity among Iranian children and adolescents. *ARYA Atheroscler*. 2017 Jan;13(1):1–6.

ZHU; POLLOCK: Dietary Sodium, Adiposity, and Inflammation in Healthy Adolescents. *Pediatrics*. 2014;133(3):e635–e642.

Metabolisches Syndrom

KIMURA; HASHIMOTO; TANAKA et al.: Sodium-chloride Difference and Metabolic Syndrome: A Population-based Large-scale Cohort Study. *Intern Med.* 2016;55(21):3085-3090.

RADZEVICIENE; OSTRAUSKAS: Adding Salt to Meals as a Risk Factor of Type 2 Diabetes Mellitus: A Case-Control Study. *Nutrients*. 2017 Jan 13;9(1). pii: E67.

Entzündungen und Autoimmun-Erkrankungen

BINGER; GEBHARDT; HEINIG et al.: High salt reduces the activation of IL-4- and IL-13-stimulated macrophages. *J Clin Invest.* 2015 Nov 2;125(11):4223-38.

HAMMER; SCHLIEP; JÖRG et al.: Impact of combined sodium chloride and saturated long-chain fatty acid challenge on the differentiation of T helper cells in neuroinflammation. *J Neuroinflammation.* 2017 Sep 12;14(1):184.

HERNANDEZ; KITZ; WU et al.: Sodium chloride inhibits the suppressive function of FOXP3+ regulatory T cells. *J Clin Invest.* 2015 Nov 2;125(11):4212-22.

HUCKE; ESCHBORN et al.: Sodium chloride promotes pro-inflammatory macrophage polarization thereby aggravating CNS autoimmunity. *J Autoimmun.* 2016;67:90-101.

JÖRG; KISSEL et al.: High salt drives Th17 responses in experimental autoimmune encephalomyelitis without impacting myeloid dendritic cells. *Exp Neurol.* 2016;279:212-222.

JOVER; REYNES; RUGALE et al.: Sodium restriction modulates innate immunity and prevents cardiac remodeling in a rat model of metabolic syndrome. *Biochim Biophys Acta.* 2017 Jun;1863(6):1568-1574.

KLEINEWIETFELD; MANZEL; TITZE et al.: Sodium chloride drives autoimmune disease by the induction of pathogenic TH17 cells. *Nature.* 2013 Apr 25;496(7446):518-22.

KREMENTSOV; CASE et al.: Exacerbation of autoimmune neuroinflammation by dietary sodium is genetically controlled and sex specific. *FASEB J.* 2015 Aug;29(8):3446-57.

MIN; FAIRCHILD: Over-salting ruins the balance of the immune menu. *J Clin Invest.* 2015 Nov 2;125(11):4002-4.

LUCCA; HAFLER: Sodium-activated macrophages: the salt mine expands. *Cell Res.* 2015 Aug;25(8):885-6.

LUO; JI; YUAN et al.: Th17/Treg Imbalance Induced by Dietary Salt Variation Indicates Inflammation of Target Organs in Humans. *Sci Rep.* 2016 Jun 29;6:26767.

Salgado; Bes-Rastrollo; de Irala et al.: High Sodium Intake Is Associated With Self-Reported Rheumatoid Arthritis: A Cross Sectional and Case Control Analysis Within the SUN Cohort. *Medicine* (Baltimore). 2015 Sep;94(37):e924.

Schatz; Neubert et al.: Elementary immunology: Na+ as a regulator of immunity. *Pediatr Nephrol.* 2017;32(2):201-210.

Scrivo; Massaro; Barbati et al.: The role of dietary sodium intake on the modulation of T helper 17 cells and regulatory T cells in patients with rheumatoid arthritis and systemic lupus erythematosus. *PLoS One.* 2017 Sep 6;12(9):e0184449.

Sigaux; Semerano; Favre et al.: Salt, inflammatory joint disease, and autoimmunity. *Joint Bone Spine.* 2017 Jun 23. pii: S1297-319X(17)30129-X.

Sundström; Johansson; Rantapää-Dahlqvist: Interaction between dietary sodium and smoking increases the risk for rheumatoid arthritis: results from a nested case-control study. *Rheumatology* (Oxford). 2015 Mar;54(3):487-93.

Tubbs; Liu; Rogers et al.: Dietary Salt Exacerbates Experimental Colitis. *J Immunol.* 2017 Aug 1;199(3):1051-1059.

Wei; Lu; Chen et al.: High salt diet stimulates gut Th17 response and exacerbates TNBS-induced colitis in mice. *Oncotarget.* 2017 Jan 3;8(1):70-82.

Yi; Titze; Rykova et al.: Effects of dietary salt levels on monocytic cells and immune responses in healthy human subjects: a longitudinal study. Transl Res. 2015 Jul;166(1):103-10.

Zhang; Zheng; Du et al.: High salt primes a specific activation state of macrophages, M(Na). *Cell Res.* 2015;25(8):893-910.

Zhou; Zhang; Ji et al.: Variation in dietary salt intake induces coordinated dynamics of monocyte subsets and monocyte-platelet aggregates in humans: implications in end organ inflammation. *PLoS One.* 2013 Apr 4;8(4):e60332.

Zostawa, Adamczyk et al.: The influence of sodium on pathophysiology of multiple sclerosis. *Neurol Sci.* 2017 Mar;38(3):389-398.

Alzheimer-Demenz

Akiyama; Barger; Barnum et al.: Inflammation and Alzheimer's disease. *Neurobiol Aging*. 2000;21(3):383-421.

Eikelenboom; Veerhuis; Scheper et al.: The significance of neuroinflammation in understanding Alzheimer's disease. *J Neural Transm* (Vienna). 2006 Nov;113(11):1685-95.

Vitvitsky; Garg; Keep et al.: Na+ and K+ ion imbalances in Alzheimer's disease. *Biochim Biophys Acta*. 2012 Nov;1822(11):1671-81.

Wyss-Coray; Rogers: Inflammation in Alzheimer disease-a brief review of the basic science and clinical literature. *Cold Spring Harb Perspect Med*. 2012 Jan;2(1):a006346.

Harnsteine

Meschi; Nouvenne; Ticinesi et al.: Dietary habits in women with recurrent idiopathic calcium nephrolithiasis. *J Transl Med*. 2012 Mar 28;10:63.

Yun; Ha; Kim et al.: Sodium restriction as initial conservative treatment for urinary stone disease. *J Urol*. 2010;184(4):1372-6.

Gicht und Harnsäure

Forman; Scheven; de Jong et al.: Association between sodium intake and change in uric acid, urine albumin excretion, and the risk of developing hypertension. *Circulation*. 2012 Jun 26;125(25):3108-16.

Hou; Zhang et al.: Influence of Salt Intake on Association of Blood Uric Acid with Hypertension and Related Cardiovascular Risk. *PLoS One*. 2016;11(4):e0150451.

Asthma und Atembeschwerden

MICKLEBOROUGH: Salt intake, asthma, and exercise-induced bronchoconstriction. *Phys Sportsmed.* 2010 Apr;38(1):118-31.

MICKLEBOROUGH; FOGARTY: Dietary sodium intake and asthma: an epidemiological and clinical review. *Int J Clin Pract.* 2006 Dec;60(12):1616-24.

MICKLEBOROUGH; GOTSHALL et al.: Dietary salt alters pulmonary function during exercise in exercise-induced asthmatics. *J Sports Sci.* 2001 Nov;19(11):865-73.

Bronchitis und Lungenentzündung

LUCCA; HAFLER: Sodium-activated macrophages: the salt mine expands. Cell Res. 2015 Aug;25(8):885-6.

ZHANG; ZHENG et al.: High salt primes a specific activation state of macrophages, M(Na). *Cell Res.* 2015 Aug;25(8):893-910.

Schwangerschaft

ALVES-RODRIGUES; VERAS; ROSA et al.: Salt intake during pregnancy alters offspring's myocardial structure. *Nutr Metab Cardiovasc Dis.* 2013 May;23(5):481-6.

GRAY; AL-DUJAILI; SPARROW et al.: Excess maternal salt intake produces sex-specific hypertension in offspring: putative roles for kidney and gastrointestinal sodium handling. *PLoS One.* 2013 Aug 22;8(8):e72682.

GRAY; HARRISON; SEGOVIA et al.: Maternal salt and fat intake causes hypertension and sustained endothelial dysfunction in fetal, weanling and adult male resistance vessels. *Sci Rep.* 2015 May 8;5:9753.

LIM; LEE; YAP et al.: Maternal Blood Pressure During Pregnancy and Early Childhood Blood Pressures in the Offspring: The GUSTO Birth Cohort Study. *Medicine* (Baltimore). 2015 Nov;94(45):e1981.

PEZESHKI; ESHRAGHI-JAZI; NEMATBAKHSH: Vascular Response to Graded Angiotensin II Infusion in Offspring Subjected to High-Salt Drinking Water during Pregnancy: The Effect of Blood Pressure, Heart Rate, Urine Output, Endothelial Permeability, and Gender. *Int J Vasc Med.* 2014;2014:876527.

REYNOLDS; VICKERS; HARRISON et al.: High fat and/or high salt intake during pregnancy alters maternal meta-inflammation and offspring growth and metabolic profiles. *Physiol Rep.* 2014 Aug 5;2(8).

SERAVALLI; DE OLIVEIRA; ZAGO et al.: High and Low Salt Intake during Pregnancy: Impact on Cardiac and Renal Structure in Newborns. *PLoS One.* 2016 Aug 25;11(8):e0161598.

Depressionen

SONG: Adherence to the low-sodium diet plays a role in the interaction between depressive symptoms and prognosis in patients with heart failure. *J Cardiovasc Nurs.* 2009;24(4):299-305; quiz 306-7.

Verminderte Lebenserwartung

ALDERMAN; COHEN: Dietary sodium intake and cardiovascular mortality: controversy resolved? *Curr Hypertens Rep.* 2012 Jun;14(3):193-201.

COHEN; HAILPERN; ALDERMAN: Sodium intake and mortality follow-up in the Third National Health and Nutrition Examination Survey (NHANES III). *J Gen Intern Med.* 2008;23(9):1297-302.

HOOPER; BARTLETT; DAVEY SMITH; EBRAHIM: Systematic review of long term effects of advice to reduce dietary salt in adults. *BMJ.* 2002 Sep 21;325(7365):628.

OH; BAEK; AN et al.: Small increases in plasma sodium are associated with higher risk of mortality in a healthy population. *J Korean Med Sci.* 2013 Jul;28(7):1034-40.

Bluthochdruck und Arteriosklerose

(Kapitel 8, Seite 135)

BIBBINS-DOMINGO; CHERTOW; COXSON et al.: Projected effect of dietary salt reductions on future cardiovascular disease. *N Engl J Med.* 2010 Feb 18;362(7):590-9.

BEAGLEHOLE; BONITA et al.: Priority actions for the non-communicable disease crisis. *Lancet.* 2011;377(9775):1438-47.

BROMFIELD; MUNTNER: High blood pressure: the leading global burden of disease risk factor and the need for worldwide prevention programs. *Curr Hypertens Rep.* 2013;15(3):134-6.

CELERMAJER; NEAL: Excessive sodium intake and cardiovascular disease: a-salting our vessels. *J Am Coll Cardiol.* 2013 Jan 22;61(3):344-5.

HE; LI; MACGREGOR: Effect of longer-term modest salt reduction on blood pressure. *Cochrane Database Syst Rev.* 2013 Apr 30;(4):CD004937.

MACGREGOR; MARKANDU; SAGNELLA et al.: Double-blind study of three sodium intakes and long-term effects of sodium restriction in essential hypertension. *Lancet.* 1989 Nov 25;2(8674):1244-7.

MACGREGOR; MARKANDU; BEST et al.: Double-blind randomised crossover trial of moderate sodium restriction in essential hypertension. *Lancet.* 1982 Feb 13;1(8268):351-5.

MENETON; JEUNEMAITRE; DE WARDENER; MACGREGOR: Links Between Dietary Salt Intake, Renal Salt Handling, Blood Pressure, and Cardiovascular Diseases. *Physiological Reviews.* April 2005 Vol. 85 no. 2, 679-715.

LAW; MORRIS; WALD: Use of blood pressure lowering drugs in the prevention of cardiovascular disease: meta-analysis of 147 randomised trials in the context of expectations from prospective epidemiological studies. *BMJ.* 2009 May 19;338:b1665.

LAW; FROST; WALD: By how much does dietary salt reduction lower blood pressure? I--Analysis of observational data among populations. *BMJ.* 1991 Apr 6;302(6780):811-5.

LAW; FROST; WALD: By how much does dietary salt reduction lower blood pressure? III--Analysis of data from trials of salt reduction. *BMJ.* 1991 Apr 6; 302(6780): 819–824.

LIM; VOS; FLAXMAN et al.: A comparative risk assessment of burden of disease and injury attributable to 67 risk factors and risk factor clusters in 21 regions, 1990-2010: a systematic analysis for the Global Burden of Disease Study 2010. *Lancet.* 2012 Dec 15;380(9859):2224-60.

Blutdrucksenkung durch Salzbeschränkung

DICKINSON; MASON; NICOLSON et al.: Lifestyle interventions to reduce raised blood pressure: a systematic review of randomized controlled trials. *J Hypertens.* 2006 Feb;24(2):215-33.

GRAUDAL; HUBECK-GRAUDAL; JURGENS: Effects of low sodium diet versus high sodium diet on blood pressure, renin, aldosterone, catecholamines, cholesterol, and triglyceride. *Cochrane Database Syst Rev.* 2011 Nov 9;(11):CD004022.

GUYTON: Blood pressure control--special role of the kidneys and body fluids. *Science.* 1991 Jun 28;252(5014):1813-6.

HA: Dietary salt intake and hypertension. *Electrolyte Blood Press.* 2014 Jun;12(1):7-18.

HE; LI; MACGREGOR: Effect of longer term modest salt reduction on blood pressure: Cochrane systematic review and meta-analysis of randomised trials. *BMJ.* 2013 Apr 3;346:f1325.

HE; MACGREGOR: Salt, blood pressure and cardiovascular disease. *Curr Opin Cardiol.* 2007 Jul;22(4):298-305.

HE; MACGREGOR: Effect of longer-term modest salt reduction on blood pressure. *Cochrane Database Syst Rev.* 2004;(3):CD004937.

MENETON; JEUNEMAITRE; DE WARDENER; MACGREGOR: Links between dietary salt intake, renal salt handling, blood pressure, and cardiovascular diseases. *Physiol Rev.* 2005 Apr;85(2):679-715.

Normwerte

KEMPNER: Treatment of hypertensive vascular disease with rice diet. *Arch Intern Med.* 1974 May;133(5):758-90.

KEMPNER: Treatment of heart and kidney disease and of hypertensive and arteriosclerotic vascular disease with the rice diet. *Ann Intern Med.* 1949 Nov;31(5):821-56.

KEMPNER: Treatment of hypertensive vascular disease with rice diet. *Am J Med.* 1948 Apr;4(4):545-77.

MCDOUGALL: McDougall-Newsletter 08/2008. https://www.drmcdougall.com/misc/2008nl/aug/salt.htm

Zufuhr von Natriumchlorid und Wirkung auf den Blutdruck

DICKINSON; CLIFTON; BURRELL et al.: Postprandial effects of a high salt meal on serum sodium, arterial stiffness, markers of nitric oxide production and markers of endothelial function. *Atherosclerosis.* 2014 Jan;232(1):211-6.

DICKINSON; CLIFTON; KEOGH: A reduction of 3 g/day from a usual 9 g/day salt diet improves endothelial function and decreases endothelin-1 in a randomised crossover study in normotensive overweight and obese subjects. *Atherosclerosis.* 2014a Mar;233(1):32-8.

DICKINSON; CLIFTON; KEOGH: Endothelial function is impaired after a high-salt meal in healthy subjects. *Am J Clin Nutr.* 2011 Mar;93(3):500-5.

DICKINSON; KEOGH; CLIFTON: Effects of a low-salt diet on flow-mediated dilatation in humans. *Am J Clin Nutr.* 2009 Feb;89(2):485-90.

FRIEDMAN; MCINDOE; TANAKA: The relation of blood sodium concentration to blood pressure in the rat. *J Hypertens*. 1990 Jan;8(1):61-6.

SANTOS; PEIXOTO: Revisiting the dialysate sodium prescription as a tool for better blood pressure and interdialytic weight gain management in hemodialysis patients. *Clin J Am Soc Nephrol*. 2008 Mar;3(2):522-30.

SUCKLING; HE; MARKANDU; MACGREGOR: Dietary salt influences postprandial plasma sodium concentration and systolic blood pressure. *Kidney Int*. 2012 Feb;81(4):407-11.

Die Wirkung von Natrium und Chlorid

BLAUSTEIN; LEENEN; CHEN et al.: How NaCl raises blood pressure: a new paradigm for the pathogenesis of salt-dependent hypertension. *Am J Physiol Heart Circ Physiol*. 2012;302(5):H1031-49.

DMITRIEVA; BURG: Elevated sodium and dehydration stimulate inflammatory signaling in endothelial cells and promote atherosclerosis. *PLoS One*. 2015 Jun 4;10(6):e0128870.

DUPONT; GREANEY; WENNER et al.: High dietary sodium intake impairs endothelium-dependent dilation in healthy salt-resistant humans. *J Hypertens*. 2013 Mar;31(3):530-6.

DURAND; LOMBARD: Low-dose angiotensin II infusion restores vascular function in cerebral arteries of high salt-fed rats by increasing copper/zinc superoxide dismutase expression. *Am J Hypertens*. 2013 Jun;26(6):739-47.

EDWARDS; FARQUHAR: Vascular effects of dietary salt. *Curr Opin Nephrol Hypertens*. 2015 Jan;24(1):8-13.

EISENACH; GULLIXSON; KOST et al.: Sex differences in salt sensitivity to nitric oxide dependent vasodilation in healthy young adults. *J Appl Physiol* (1985). 2012;112(6):1049-53.

FELS; JEGGLE; LIASHKOVICH et al.: Nanomechanics of vascular endothelium. *Cell Tissue Res*. 2014 Mar;355(3):727-37.

GATES; TANAKA; HIATT; SEALS: Dietary sodium restriction rapidly improves large elastic artery compliance in older adults with systolic hypertension. *Hypertension.* 2004;44(1):35-41.

GAO; CUI; WANG et al.: Cross-Sectional Positive Association of Serum Lipids and Blood Pressure With Serum Sodium Within the Normal Reference Range of 135-145 mmol/L. *Arterioscler Thromb Vasc Biol.* 2017 Mar;37(3):598-606.

GREANEY; DUPONT; LENNON-EDWARDS et al.: Dietary sodium loading impairs microvascular function independent of blood pressure in humans: role of oxidative stress. *J Physiol.* 2012 Nov 1;590(21):5519-28.

HAMLYN; BLAUSTEIN: Endogenous Ouabain: Recent Advances and Controversies. *Hypertension.* 2016 Sep;68(3):526-32.

JABLONSKI; KLAWITTER; CHONCHOL et al.: Effect of dietary sodium restriction on human urinary metabolomic profiles. *Clin J Am Soc Nephrol.* 2015 Jul 7;10(7):1227-34.

JABLONSKI; RACINE; GEOLFOS et al.: Dietary sodium restriction reverses vascular endothelial dysfunction in middle-aged/older adults with moderately elevated systolic blood pressure. *J Am Coll Cardiol.* 2013 Jan 22;61(3):335-43.

JABLONSKI; GATES; PIERCE; SEALS: Low dietary sodium intake is associated with enhanced vascular endothelial function in middle-aged and older adults with elevated systolic blood pressure. *Ther Adv Cardiovasc Dis.* 2009 Oct;3(5):347-56.

JAKIC; BUSZKO; CAPPELLANO; WICK: Elevated sodium leads to the increased expression of HSP60 and induces apoptosis in HUVECs. *PLoS One.* 2017 Jun 12;12(6):e0179383.

JEGGLE; CALLIES; TARJUS et al.: Epithelial sodium channel stiffens the vascular endothelium in vitro and in Liddle mice. *Hypertension.* 2013 May;61(5):1053-9.

KETONEN; MERVAALA: Effects of dietary sodium on reactive oxygen species formation and endothelial dysfunction in low-density lipoprotein receptor-deficient mice on high-fat diet. *Heart Vessels.* 2008 Nov;23(6):420-9.

KETONEN; MERASTO; PAAKKARI; MERVAALA: High sodium intake increases vascular superoxide formation and promotes atherosclerosis in apolipoprotein E-deficient mice. *Blood Press*. 2005;14(6):373-82.

KHOR; CAI: Hypothalamic and inflammatory basis of hypertension. *Clin Sci* (Lond). 2017 Feb 1;131(3):211-223.

KORTE; WIESINGER; STRAETER et al.: Firewall function of the endothelial glycocalyx in the regulation of sodium homeostasis. *Pflugers Arch*. 2012 Feb;463(2):269-78.

KUSCHE-VIHROG; OBERLEITHNER: An emerging concept of vascular salt sensitivity. *F1000 Biol Rep*. 2012;4:20.

LANG: Stiff endothelial cell syndrome in vascular inflammation and mineralocorticoid excess. *Hypertension*. 2011;57(2):146-7.

LENDA; SAULS; BOEGEHOLD: Reactive oxygen species may contribute to reduced endothelium-dependent dilation in rats fed high salt. *Am J Physiol Heart Circ Physiol*. 2000 Jul;279(1):H7-H14.

LENDA; SAULS; BOEGEHOLD: Reactive oxygen species may contribute to reduced endothelium-dependent dilation in rats fed high salt. *Am J Physiol Heart Circ Physiol*. 2000 Jul;279(1):H7-H14.

LENNON-EDWARDS; RAMICK; MATTHEWS et al.: Salt loading has a more deleterious effect on flow-mediated dilation in salt-resistant men than women. *Nutr Metab Cardiovasc Dis*. 2014 Sep;24(9):990-5.

LI; WHITE; GUO et al.: Salt inactivates endothelial nitric oxide synthase in endothelial cells. *J Nutr*. 2009 Mar;139(3):447-51.

MARVAR; NURKIEWICZ; BOEGEHOLD: Reduced arteriolar responses to skeletal muscle contraction after ingestion of a high salt diet. *J Vasc Res*. 2005 May-Jun;42(3):226-36.

MATTHEWS; BRIAN; RAMICK et al.: High dietary sodium reduces brachial artery flow-mediated dilation in humans with salt-sensitive and salt-resistant blood pressure. *J Appl Physiol* (1985). 2015 Jun 15;118(12):1510-5.

McEwen; Schmidt; Somberg et al.: Time-course and mechanisms of restored vascular relaxation by reduced salt intake and angiotensin II infusion in rats fed a high-salt diet. *Microcirculation.* 2009 Apr;16(3):220-34.

Nurkiewicz; Boegehold: High salt intake reduces endothelium-dependent dilation of mouse arterioles via superoxide anion generated from nitric oxide synthase. *Am J Physiol Regul Integr Comp Physiol.* 2007 Apr;292(4):R1550-6.

Oberleithner; Wälte; Kusche-Vihrog: Sodium renders endothelial cells sticky for red blood cells. *Front Physiol.* 2015 Jun 30;6:188.

Oberleithner: Sodium selective erythrocyte glycocalyx and salt sensitivity in man. *Pflugers Arch.* 2015;467(6):1319-25.

Oberleithner; Wilhelmi: Vascular glycocalyx sodium store – determinant of salt sensitivity? *Blood Purif.* 2015;39(1-3):7-10.

Oberleithner; Peters; Kusche-Vihrog et al.: Salt overload damages the glycocalyx sodium barrier of vascular endothelium. *Pflugers Arch.* 2011 Oct;462(4):519-28.

Oberleithner; Riethmüller; Schillers et al.: Plasma sodium stiffens vascular endothelium and reduces nitric oxide release. *Proc Natl Acad Sci U S A.* 2007;104(41):16281-6.

Paar; Pavenstädt; Kusche-Vihrog et al.: Endothelial sodium channels trigger endothelial salt sensitivity with aging. *Hypertension.* 2014 Aug;64(2):391-6.

Schierke; Wyrwoll; Wisdorf et al.: Nanomechanics of the endothelial glycocalyx contribute to Na+-induced vascular inflammation. *Sci Rep.* 2017;7:46476.

Seals; Jablonski; Donato: Aging and vascular endothelial function in humans. *Clin Sci* (Lond). 2011;120(9):357-75.

Siegel; Walter; Kauschmann et al.: Anionic biopolymers as blood flow sensors. *Biosens Bioelectron.* 1996,11(3):281-94.

Sylvester; Stepp et al.: High-salt diet depresses acetylcholine reactivity proximal to NOS activation in cerebral arteries. *Am J Physiol Heart Circ Physiol.* 2002 Jul;283(1):H353-63.

TODD; MACGINLEY; SCHOLLUM et al.: Dietary salt loading impairs arterial vascular reactivity. *Am J Clin Nutr*. 2010 Mar;91(3):557-64.

TZEMOS; LIM; WONG et al.: Adverse cardiovascular effects of acute salt loading in young normotensive individuals. *Hypertension*. 2008 Jun;51(6):1525-30.

WARNOCK; KUSCHE-VIHROG; TARJUS et al.: Blood pressure and amiloride-sensitive sodium channels in vascular and renal cells. *Nat Rev Nephrol*. 2014 Mar;10(3):146-57.

WEINBAUM; TARBELL; DAMIANO: The structure and function of the endothelial glycocalyx layer. *Annu Rev Biomed Eng*. 2007;9:121-67.

ZHU; HUANG; LOMBARD: Effect of high-salt diet on vascular relaxation and oxidative stress in mesenteric resistance arteries. *J Vasc Res*. 2007;44(5):382-90.

ZHU; MORI; HUANG; LOMBARD: Effect of high-salt diet on NO release and superoxide production in rat aorta. *Am J Physiol Heart Circ Physiol*. 2004 Feb;286(2):H575-83.

ZHU; DRENJANCEVIC-PERIC; MCEWEN et al.: Role of superoxide and angiotensin II suppression in salt-induced changes in endothelial Ca2+ signaling and NO production in rat aorta. *Am J Physiol Heart Circ Physiol*. 2006 Aug;291(2):H929-38.

Chronische Entzündung der Arterienwände und Organe

AHN; KIM; KIM et al.: Urinary sodium excretion has positive correlation with activation of urinary renin angiotensin system and reactive oxygen species in hypertensive chronic kidney disease. *J Korean Med Sci*. 2014 Sep;29 Suppl 2:S123-30.

AZAK; HUDDAM; GONEN: Salt Intake Is Associated with Inflammation in Chronic Heart Failure. *Int Cardiovasc Res J*. 2014 Sep; 8(3): 89–93.

Berger; Vassallo; Crajoinas et al.: Renal Effects and Underlying Molecular Mechanisms of Long-Term Salt Content Diets in Spontaneously Hypertensive Rats. *PLoS One*. 2015 Oct 23;10(10):e0141288.

Dai; Wang; Xu et al.: Urinary Sodium and Potassium Excretion and Carotid Atherosclerosis in Chinese Men and Women. *Nutrients*. 2016 Oct 1;8(10). pii: E612.

Deng; Wang; Zhou et al.: High salt-induced activation and expression of inflammatory cytokines in cultured astrocytes. *Cell Cycle*. 2017 Apr 18;16(8):785-794.

Foss; Kirabo; Harrison: Do high-salt microenvironments drive hypertensive inflammation? *Am J Physiol Regul Integr Comp Physiol*. 2017 Jan 1;312(1):R1-R4.

Hattori; Murase; Takatsu et al.: Dietary salt restriction improves cardiac and adipose tissue pathology independently of obesity in a rat model of metabolic syndrome. *J Am Heart Assoc*. 2014 Dec 2;3(6):e001312.

Khaledifar; Gharipour; Bahonar et al.: Association between Salt Intake and Albuminuria in Normotensive and Hypertensive Individuals. *Int J Hypertens*. 2013;2013:523682.

Kuwabara; Hisatome; Roncal-Jimenez et al.: Increased Serum Sodium and Serum Osmolarity Are Independent Risk Factors for Developing Chronic Kidney Disease; 5 Year Cohort Study. *PLoS One*. 2017 Jan 12;12(1):e0169137.

Liu; Sun; Xing et al.: Association between sodium intakes with the risk of chronic kidney disease: evidence from a meta-analysis. *Int J Clin Exp Med*. 2015 Nov 15;8(11):20939-45.

Njoroge; El Khoudary; Fried et al.: High urinary sodium is associated with increased carotid intima-media thickness in normotensive overweight and obese adults. *Am J Hypertens*. 2011 Jan;24(1):70-6.

Ohta; Tsuchihashi; Kiyohara: Influence of salt intake on target organ damages in treated hypertensive patients. *Clin Exp Hypertens*. 2012;34(5):316-20.

Oudot; Lajoix; Jover; Rugale: Dietary sodium restriction prevents kidney damage in high fructose-fed rats. *Kidney Int.* 2013 Apr;83(4):674-83.

Ritz; Mehls: Salt restriction in kidney disease--a missed therapeutic opportunity? *Pediatr Nephrol.* 2009 Jan;24(1):9-17.

Rugale; Delbosc; Cristol et al.: Sodium restriction prevents cardiac hypertrophy and oxidative stress in angiotensin II hypertension. *Am J Physiol Heart Circ Physiol.* 2003 May;284(5):H1744-50.

Sanders: Salt intake, endothelial cell signaling, and progression of kidney disease. *Hypertension.* 2004 Feb;43(2):142-6.

Sanders: Vascular consequences of dietary salt intake. *Am J Physiol Renal Physiol.* 2009 Aug;297(2):F237-43.

Yilmaz; Akoglu; Altun: Dietary salt intake is related to inflammation and albuminuria in primary hypertensive patients. *Eur J Clin Nutr.* 2012 Nov;66(11):1214-8.

Zhu; Pollock; Kotak et al.: Dietary sodium, adiposity, and inflammation in healthy adolescents. *Pediatrics.* 2014 Mar;133(3):e635-42.

Mortalität bei Arteriosklerose

Blacher; Pannier; Guerin et al.: Carotid arterial stiffness as a predictor of cardiovascular and all-cause mortality in end-stage renal disease. *Hypertension.* 1998 Sep;32(3):570-4.

Boutouyrie; Tropeano et al.: Aortic stiffness is an independent predictor of primary coronary events in hypertensive patients: a longitudinal study. *Hypertension.* 2002 Jan;39(1):10-5.

Fortier; Mac-Way; Desmeules et al.: Aortic-brachial stiffness mismatch and mortality in dialysis population. *Hypertension.* 2015 Feb;65(2):378-84.

Mattace-Raso; van der Cammen; Hofman et al.: Arterial stiffness and risk of coronary heart disease and stroke: the Rotterdam Study. *Circulation.* 2006 Feb 7;113(5):657-63.

LAURENT; KATSAHIAN; FASSOT et al.: Aortic stiffness is an independent predictor of fatal stroke in essential hypertension. *Stroke*. 2003 May;34(5):1203-6.

LAURENT; BOUTOUYRIE; ASMAR et al.: Aortic stiffness is an independent predictor of all-cause and cardiovascular mortality in hypertensive patients. *Hypertension*. 2001;37(5):1236-41.

WANNAMETHEE; WHINCUP; SHAPER; LEVER: Serum sodium concentration and risk of stroke in middle-aged males. *J Hypertens*. 1994 Aug;12(8):971-9.

Salzsensitivität

OBERLEITHNER; WILHELMI: Vascular glycocalyx sodium store – determinant of salt sensitivity? *Blood Purif.* 2015;39(1-3):7-10.

FRAME; WAINFORD: Renal sodium handling and sodium sensitivity. *Kidney Res Clin Pract*. 2017 Jun;36(2):117-131.

KANBAY; CHEN; SOLAK; SANDERS: Mechanisms and consequences of salt sensitivity and dietary salt intake. *Curr Opin Nephrol Hypertens*. 2011 Jan;20(1):37-43.

Thrombose-Risiko und Sauerstoffversorgung

OBERLEITHNER: Sodium selective erythrocyte glycocalyx and salt sensitivity in man. *Pflugers Arch*. 2015;467(6):1319-25.

ZHOU; YUAN; JI et al.: High-salt intake induced visceral adipose tissue hypoxia and its association with circulating monocyte subsets in humans.
Obesity (Silver Spring). 2014 Jun;22(6):1470-6.

ZHOU; ZHANG; JI et al.: Variation in dietary salt intake induces coordinated dynamics of monocyte subsets and monocyte-platelet aggregates in humans: implications in end organ inflammation. *PLoS One*. 2013 Apr 4;8(4):e60332.

Schädigung der Augennetzhaut und Makula-Degeneration

BRINGMANN; HOLLBORN et al.: Intake of dietary salt and drinking water: Implications for the development of age-related macular degeneration. *Mol Vis*. 2016; 22: 1437–1454.

HOLLBORN; VOGLER; REICHENBACH et al.: Regulation of the hyperosmotic induction of aquaporin 5 and VEGF in retinal pigment epithelial cells: involvement of NFAT5. *Mol Vis*. 2015 Apr 9;21:360-77. eCollection 2015.

SHERWIN; KOKAVEC; THORNTON: Hydration, fluid regulation and the eye: in health and disease. *Clin Exp Ophthalmol*. 2015 Nov;43(8):749-64.

VELTMANN; HOLLBORN et al.: Osmotic Induction of Angiogenic Growth Factor Expression in Human Retinal Pigment Epithelial Cells. *PLoS One*. 2016 Jan 22;11(1):e0147312.

Grüner Star

DEB; KALIAPERUMAL; RAO; SENGUPTA: Relationship between systemic hypertension, perfusion pressure and glaucoma: a comparative study in an adult Indian population. *Indian J Ophthalmol*. 2014 Sep;62(9):917-22.

LANGMAN; LANCASHIRE; CHENG; STEWART: Systemic hypertension and glaucoma: mechanisms in common and co-occurrence. *Br J Ophthalmol*. 2005 Aug;89(8):960-3.

LEE; JUNG; HAN; PARK: Fluctuation in systolic blood pressure is a major systemic risk factor for development of primary open-angle glaucoma. *Sci Rep*. 2017 Mar 6;7:43734.

MEMARZADEH; YING-LAI et al.: Blood pressure, perfusion pressure, and open-angle glaucoma: the Los Angeles Latino Eye Study. *Invest Ophthalmol Vis Sci*. 2010;51(6):2872-7.

WANG; CULL; FORTUNE: Optic nerve head blood flow response to reduced ocular perfusion pressure by alteration of either the blood pressure or intraocular pressure. *Curr Eye Res*. 2015 Apr;40(4):359-67.

Epidemiologische Studien

(Kapitel 9, Seite 153)

ABURTO; ZIOLKOVSKA; HOOPER et al.: Effect of lower sodium intake on health: systematic review and meta-analyses. *BMJ.* 2013 Apr 3;346:f1326.

BLACKBURN; PRINEAS: Diet and hypertension: anthropology, epidemiology, and public health implications. *Prog Biochem Pharmacol.* 1983;19:31-79.

CHERCHOVICH; CAPEK; JEFREMOVA et al.: High salt intake and blood pressure in lower primates (Papio hamadryas). *J Appl Physiol* 1976;40:601–604.

CORBETT; KULLER; BLAINE; DAMICO: Utilization of swine to study the risk factor of an elevated salt diet on blood pressure. *Am J Clin Nutr* 1979;32:2068–2075.

DENTON; WEISINGER; MUNDY et al.: The effect of increased salt intake on blood pressure of chimpanzees. *Nat Med.* 1995 Oct;1(10):1009-16.

DENTON: The Hunger for Salt. Heidelberg 1982.

ELLIOTT; DYER; STAMLER: The INTERSALT study: results for 24 hour sodium and potassium, by age and sex. *J Hum Hypertens.* 1989 Oct;3(5):323-30.

FORTE; MIGUEL; MIGUEL et al.: Salt and blood pressure: a community trial. *J Hum Hypertens.* 1989 Jun;3(3):179-84.

HE; KLAG; WHELTON et al.: Migration, blood pressure pattern, and hypertension: the Yi Migrant Study. *Am J Epidemiol* 1991;134:1085–1101.

HE; TELL; TANG et al.: Relation of electrolytes to blood pressure in men. The Yi people study. *Hypertension* 1991;17:378–385.

HOLLENBERG; MARTINEZ; MCCULLOUGH et al.: Aging, acculturation, salt intake, and hypertension in the Kuna of Panama. *Hypertension.* 1997 Jan;29(1 Pt 2):171-6.

INSULL; OISO; TSUCHIGA: Diet and nutritional studies in Japanese. *Am J Clin Nutr* 1968;21:753–777.

JENKINS; KENDALL; MARCHIE et al.: The Garden of Eden--plant based diets, the genetic drive to conserve cholesterol and its implications for heart disease in the 21st century. *Comp Biochem Physiol A Mol Integr Physiol.* 2003 Sep;136(1):141-51.

KARPPANEN; MERVAALA: Sodium intake and hypertension. *Prog Cardiovasc Dis.* 2006 Sep-Oct;49(2):59-75.

MANCILHA-CARVALHO; SOUZA: The Yanomami Indians in the INTERSALT Study. *Arq Bras Cardiol.* 2003;80(3):289-300.

MANCILHA-CARVALHO; DE OLIVEIRA; ESPOSITO: Blood pressure and electrolyte excretion in the Yanomamo Indians, an isolated population. *J Hum Hypertens* 3: 309–314, 1989.

MENETON; JEUNEMAITRE; DE WARDENER; MACGREGOR: Links Between Dietary Salt Intake, Renal Salt Handling, Blood Pressure, and Cardiovascular Diseases. *Physiological Reviews* 2005 Vol. 85 no. 2, 679-715.

MIR; NEWCOMBE: The relationship of dietary salt and blood pressure in three farming communities in Kashmir. *J Hum Hypertens* 2: 241–246, 1988.

MORRIS; NA; JOHNSON: Salt craving: the psychobiology of pathogenic sodium intake. *Physiol Behav.* 2008;94(5):709-21.

MOZAFFARIAN; FAHIMI; SINGH et al.: Global sodium consumption and death from cardiovascular causes. *N Engl J Med.* 2014 Aug 14;371(7):624-34.

OLIVER; COHEN; NEEL: Blood pressure, sodium intake, and sodium related hormones in the Yanomamo Indians, a "no-salt" culture. *Circulation* 52: 146–151, 1975.

PAGE; VANDEVERT; NADER et al.: Blood pressure of Qash'qai pastoral nomads in Iran in relation to culture, diet, and body form. *Am J Clin Nutr* 34: 527–538, 1981.

PAGE; DAMON; MOELLERING: Antecedents of cardiovascular disease in six Solomon Islands societies. *Circulation* 1974;49:1132–1146.

POLÓNIA; MALDONADO; RAMOS et al.: Estimation of salt intake by urinary sodium excretion in a Portuguese adult population and its relationship to arterial stiffness. *Rev Port Cardiol.* 2006 Sep;25(9):801-17.

POULTER; KHAW; MUGAMBI et al.: Migration-induced changes in blood pressure: a controlled longitudinal study. *Clin Exp Pharmacol Physiol.* 1985 May-Jun;12(3):211-6.

POULTER; KHAW; HOPWOOD et al.: Blood pressure and associated factors in a rural Kenyan community. *Hypertension.* 1984 Nov-Dec;6(6 Pt 1):810-3.

SASAKI: The salt factor in apoplexy and hypertension: epidemiological studies in Japan. In: *Prophylactic Approach to Hypertensive Diseases.* New York: Raven, 1979, p. 467–474.

SASAKI: The relationship of salt intake to hypertension in the Japanese. *Geriatrics* 1964;19:735–744.

SASAKI: High blood pressure and the salt intake of the Japanese. *Jpn Heart J.* 1962 Jul;3:313-24.

SRINIVASAN; DALFERES; WOLF et al.: Variability in blood pressure response to dietary sodium intake among African green monkeys (Cercopithecus aethiops). *Am J Clin Nutr* 1984;39:792–796.

Senkung des Blutdruckes mit Medikamenten

(Kapitel 10, Seite 159)

GRAUDAL et al.: The effect of a low salt diet on blood pressure and some hormones and lipids in people with normal and elevated blood pressure. *Cochrane Database.* April 9, 2017.

Osteoporose durch Salzkonsum

(Kapitel 11, Seite 171)

BEDFORD; BARR: Higher urinary sodium, a proxy for intake, is associated with increased calcium excretion and lower hip bone density in healthy young women with lower calcium intakes. *Nutrients*. 2011 Nov;3(11):951-61.

BUEHLMEIER; FRINGS-MEUTHEN; REMER et al.: Alkaline salts to counteract bone resorption and protein wasting induced by high salt intake: results of a randomized controlled trial. *J Clin Endocrinol Metab*. 2012 Dec;97(12):4789-97.

BURGER; GROBBEE; DRÜEKE: Osteoporosis and salt intake. *Nutr Metab Cardiovasc Dis*. 2000 Feb;10(1):46-53.

CAUDARELLA; VESCINI; RIZZOLI; FRANCUCCI: Salt intake, hypertension, and osteoporosis. *J Endocrinol Invest*. 2009;32(4 Suppl):15-20.

CHAN; POON; CHAN et al.: The effect of high sodium intake on bone mineral content in rats fed a normal calcium or a low calcium diet. *Osteoporos Int*. 1993 Dec;3(6):341-4.

COHEN; ROE: Review of risk factors for osteoporosis with particular reference to a possible aetiological role of dietary salt. *Food Chem Toxicol*. 2000 Feb-Mar;38(2-3):237-53.

DEVINE; CRIDDLE; DICK et al.: A longitudinal study of the effect of sodium and calcium intakes on regional bone density in postmenopausal women. *Am J Clin Nutr*. 1995;62(4):740-5.

EVANS; CHUGHTAI; BLUMSOHN et al.: The effect of dietary sodium on calcium metabolism in premenopausal and postmenopausal women. *Eur J Clin Nutr*. 1997 Jun;51(6):394-9.

FRASSETTO et al.: Adverse effects of sodium chloride on bone in the aging human population resulting from habitual onsumption of typical American diets. *J Nutr*. 2008;138(2):419S-422S.

FRASSETTO et al.: Dietary sodium chloride intake independently predicts the degree of hyperchloremic metabolic acidosis in healthy humans consuming a net acid-producing diet. *Am J Physiol Renal Physiol*. 2007 Aug;293(2):F521-5.

GOULDING; CAMPBELL: Effects of oral loads of sodium chloride on bone composition in growing rats consuming ample dietary calcium. *Miner Electrolyte Metab.* 1984;10(1):58-62.

HARRINGTON; CASHMAN: High salt intake appears to increase bone resorption in postmenopausal women but high potassium intake ameliorates this adverse effect. *Nutr. Rev.* 2003;61(5 Pt 1):179-83.

HEANEY: Role of dietary sodium in osteoporosis. *J Am Coll Nutr.* 2006 Jun;25(3 Suppl):271S-276S.

HERNANDEZ; SCHAMBELAN; COGAN et al.: Dietary NaCl determines severity of potassium depletion-induced metabolic alkalosis. *Kidney Int.* 1987 Jun;31(6):1356-67.

ITOH; SUYAMA; OGUMA; YOKOTA: Dietary sodium, an independent determinant for urinary deoxypyridinoline in elderly women. A cross-sectional study on the effect of dietary factors on deoxypyridinoline excretion in 24-h urine specimens from 763 free-living healthy Japanese. *Eur J Clin Nutr.* 1999 Nov;53(11):886-90.

ITOH; SUYAMA: Sodium excretion in relation to calcium and hydroxyproline excretion in a healthy Japanese population. *Am J Clin Nutr.* 1996 May;63(5):735-40.

ITOH; OKA; ECHIZEN et al.: The interrelation of urinary calcium and sodium intake in healthy elderly Japanese. *Int J Vitam Nutr Res.* 1991;61(2):159-65.

JONES; BEARD; PARAMESWARAN et al.: A population-based study of the relationship between salt intake, bone resorption and bone mass. *Eur J Clin Nutr.* 1997 Aug;51(8):561-5.

LEMANN; GRAY; PLEUSS: Potassium bicarbonate, but not sodium bicarbonate, reduces urinary calcium excretion and improves calcium balance in healthy men. *Kidney Int.* 1989 Feb;35(2):688-95.

MATKOVIC; ILICH; ANDON et al.: Urinary calcium, sodium, and bone mass of young females. *Am J Clin Nutr.* 1995 Aug;62(2):417-25.

METZ; KARANJA; YOUNG et al.: Bone mineral density in spontaneous hypertension: differential effects of dietary calcium and sodium. *Am J Med Sci.* 1990 Oct;300(4):225-30.

MORRIS; SEBASTIAN; FORMAN et al.: Normotensive salt sensitivity: effects of race and dietary potassium. *Hypertension.* 1999 Jan;33(1):18-23.

SARIĆ; PIASEK: Effects of sodium chloride on bone health. *Arh Hig Rada Toksikol.* 2005 Mar;56(1):39-44.

SCHWALFENBERG: The Alkaline Diet: Is There Evidence That an Alkaline pH Diet Benefits Health? *J. Environ. Public Health.* 2012: 727630.

TEUCHER; DAINTY; SPINKS et al.: Sodium and bone health: impact of moderately high and low salt intakes on calcium metabolism in postmenopausal women. *J Bone Miner Res.* 2008 Sep;23(9):1477-85.

TEUCHER; FAIRWEATHER-TAIT: Dietary sodium as a risk factor for osteoporosis: where is the evidence? *Proc Nutr Soc.* 2003 Nov;62(4):859-66.

Die Wirkung von Chlorid

OKAMOTO; KAJIYA; TOH et al.: Intracellular ClC-3 chloride channels promote bone resorption in vitro through organelle acidification in mouse osteoclasts. *Am J Physiol Cell Physiol.* 2008 Mar;294(3):C693-701.

SCHALLER; HENRIKSEN; SØRENSEN; KARSDAL: The role of chloride channels in osteoclasts: ClC-7 as a target for osteoporosis treatment. *Drug News Perspect.* 2005;18(8):489-95.

SCHALLER; HENRIKSEN; SVEIGAARD et al.: The chloride channel inhibitor NS3736 [corrected] prevents bone resorption in ovariectomized rats without changing bone formation. *J Bone Miner Res.* 2004 Jul;19(7):1144-53.

TOTO; HULTER; MACKIE; SEBASTIAN: Renal tubular acidosis induced by dietary chloride. *Kidney Int.* 1984 Jan;25(1):26-32.

Krebserkrankungen

(Kapitel 12, Seite 175)

AMARA; TIRIVEEDHI: Inflammatory role of high salt level in tumor microenvironment (Review). *Int J Oncol*. 2017 May;50(5):1477-1481.

DAVIES; DALY: Potassium depletion and malignant transformation of villous adenomas of the colon and rectum. *Cancer*. 1984 Mar 15;53(6):1260-4.

DECKERS; VAN DEN BRANDT et al.: Long-term dietary sodium, potassium and fluid intake; exploring potential novel risk factors for renal cell cancer in the Netherlands Cohort Study on diet and cancer. *Br J Cancer.* 2014;110(3):797-801.

FRASSETTO; MORRIS; SELLMEYER et al.: Diet, evolution and aging--the pathophysiologic effects of the post-agricultural inversion of the potassium-to-sodium and base-to-chloride ratios in the human diet. *Eur J Nutr*. 2001 Oct;40(5):200-13.

GERSON: The cure of advanced cancer by diet therapy: a summary of 30 years of clinical experimentation. *Physiol Chem Phys*. 1978;10(5):449-64.

JANSSON: Potassium, sodium, and cancer: a review. *J Environ Pathol Toxicol Oncol*. 1996;15(2-4):65-73.

JANSSON: Dietary, total body, and intracellular potassium-to-sodium ratios and their influence on cancer. *Cancer Detect Prev*. 1990;14(5):563-5.

JANSSON: Geographic cancer risk and intracellular potassium/sodium ratios. *Cancer Detect Prev*. 1986;9(3-4):171-94.

KUNE; KUNE; WATSON: Dietary sodium and potassium intake and colorectal cancer risk. *Nutr Cancer*. 1989;12(4):351-9.

STRNAD: [Salt and cancer]. *Acta Med Croatica*. 2010 May;64(2):159-61.

Magenkrebs

D'ELIA; GALLETTI; STRAZZULLO: Dietary salt intake and risk of gastric cancer. *Cancer Treat Res.* 2014;159:83-95.

JAROSZ; SEKUŁA; RYCHLIK; FIGURSKA: Impact of diet on long-term decline in gastric cancer incidence in Poland. *World J Gastroenterol.* 2011 Jan 7; 17(1): 89–97.

JOOSSENS; HILL; ELLIOTT et al.: Dietary salt, nitrate and stomach cancer mortality in 24 countries. European Cancer Prevention (ECP) and the INTERSALT Cooperative Research Group. *Int J Epidemiol.* 1996 Jun;25(3):494-504.

LIN; LI; LEUNG et al.: Salt processed food and gastric cancer in a Chinese population. *Asian Pac J Cancer Prev.* 2014;15(13):5293-8.

PELETEIRO; LOPES; FIGUEIREDO; LUNET: Salt intake and gastric cancer risk according to Helicobacter pylori infection, smoking, tumour site and histological type. *Br J Cancer.* 2011 Jan 4;104(1):198–207.

TSUGANE: Salt, salted food intake, and risk of gastric cancer: epidemiologic evidence. *Cancer Sci.* 2005 Jan;96(1):1-6.

WANG; TERRY; YAN: Review of salt consumption and stomach cancer risk: Epidemiological and biological evidence. *World J Gastroenterol.* 2009 May 14;15(18):2204–2213.

Zellfunktion

ARREBOLA; ZABITI; CAÑIZARES et al.: Changes in intracellular sodium, chlorine, and potassium concentrations in staurosporine-induced apoptosis. *J Cell Physiol.* 2005;204(2):500-7.

BORTNER; CIDLOWSKI: Uncoupling cell shrinkage from apoptosis reveals that Na+ influx is required for volume loss during programmed cell death. *J Biol Chem.* 2003;278(40):39176-84.

BURG; REMILLARD; YUAN: K+ channels in apoptosis. *J Membr Biol.* 2006 Jan;209(1):3-20.

HISHITA; TADA-OIKAWA; TOHYAMA et al.: Caspase-3 activation by lysosomal enzymes in cytochrome c-independent apoptosis in myelodysplastic syndrome-derived cell line P39. *Cancer Res*. 2001 Apr 1;61(7):2878-84.

HUGHES; CIDLOWSKI: Potassium is a critical regulator of apoptotic enzymes in vitro and in vivo. *A dv Enzyme Regul*. 1999;39:157-71.

MATSUYAMA; LLOPIS; DEVERAUX et al.: Changes in intramitochondrial and cytosolic pH: early events that modulate caspase activation during apoptosis. *Nat Cell Biol*. 2000;2(6):318-25.

MATSUYAMA; REED: Mitochondria-dependent apoptosis and cellular pH regulation. *Cell Death Differ*. 2000 Dec;7(12):1155-65.

MONTAGUE; BORTNER; HUGHES; CIDLOWSKI: A necessary role for reduced intracellular potassium during the DNA degradation phase of apoptosis. *Steroids*. 1999 Sep;64(9):563-9.

PAGE; DI CERA: Role of Na+ and K+ in enzyme function. *Physiol Rev*. 2006 Oct;86(4):1049-92.

PANAYIOTIDIS; BORTNER; CIDLOWSKI: On the mechanism of ionic regulation of apoptosis: would the Na+/K+-ATPase please stand up? *Acta Physiol* (Oxf). 2006;187(1-2):205-15.

PARK; LYONS; OHTSUBO; SONG: Acidic environment causes apoptosis by increasing caspase activity. *Br J Cancer*. 1999 Aug;80(12):1892-7.

REMILLARD; YUAN: Activation of K+ channels: an essential pathway in programmed cell death. *Am J Physiol Lung Cell Mol Physiol*. 2004 Jan;286(1):L49-67.

TERMINELLA; TOLLEFSON; KROCZYNSKI et al.: Inhibition of apoptosis in pulmonary endothelial cells by altered pH, mitochondrial function, and ATP supply. *Am J Physiol Lung Cell Mol Physiol*. 2002 Dec;283(6):L1291-302.

YU: Na(+), K(+)-ATPase: the new face of an old player in pathogenesis and apoptotic/hybrid cell death. *Biochem Pharmacol*. 2003 Oct 15;66(8):1601-9.

YU: Regulation and critical role of potassium homeostasis in apoptosis. *Prog Neurobiol.* 2003 Jul;70(4):363-86.

Die Bedeutung des Kaliums

(Kapitel 13, Seite 179)

ADROGUÉ; MADIAS: The impact of sodium and potassium on hypertension risk. *Semin Nephrol.* 2014 May;34(3):257-72.

BLANCH; CLIFTON; PETERSEN; KEOGH: Effect of sodium and potassium supplementation on vascular and endothelial function: a randomized controlled trial. *Am J Clin Nutr.* 2015 May;101(5):939-46.

BLANCH; CLIFTON; PETERSEN et al.: Effect of high potassium diet on endothelial function. *Nutr Metab Cardiovasc Dis.* 2014 Sep;24(9):983-9.

COOK; OBARZANEK; CUTLER et al.: Joint effects of sodium and potassium intake on subsequent cardiovascular disease: the Trials of Hypertension Prevention follow-up study. *Arch Intern Med.* 2009 Jan 12;169(1):32-40.

COPE: Successful therapy of heart disease by high potassium together with low sodium in accord with predictions from the associated cation, structured water concept of the cell. *Physiol Chem Phys.* 1979;11(1):93-4.

KRISHNA; KAPOOR: Potassium depletion exacerbates essential hypertension. *Ann Intern Med.* 1991 Jul 15;115(2):77-83.

LÜDERITZ; CASTELLANOS: Demetrio Sodi-Pallares (1913-2003). *J Interv Card Electrophysiol.* 2004 Feb;10(1):93-4.

OBERLEITHNER; CALLIES; KUSCHE-VIHROG et al.: Potassium softens vascular endothelium and increases nitric oxide release. *Proc Natl Acad Sci U S A.* 2009;106(8):2829-34.

O'DONNELL; MENTE; RANGARAJAN et al.: Urinary sodium and potassium excretion, mortality, and cardiovascular events. *N Engl J Med.* 2014 Aug 14;371(7):612-23.

O'Donnell; Yusuf; Mente et al.: Urinary sodium and potassium excretion and risk of cardiovascular events. *JAMA*. 2011 Nov 23;306(20):2229-38.

Poorolajal; Zeraati; Soltanian et al.: Oral potassium supplementation for management of essential hypertension: A meta-analysis of randomized controlled trials. *PLoS One*. 2017 Apr 18;12(4):e0174967.

Sodi-Pallares; Fishleder; Cisneros et al.: A Low Sodium, High Water, High Potassium Regimen in the Successful Management of Some Cardiovascular Diseases: Preliminary Clinical Report. *Can Med Assoc J*. 1960;83(6):243–257.

Stolarz-Skrzypek; Bednarski; Czarnecka et al.: Sodium and potassium and the pathogenesis of hypertension. *Curr Hypertens Rep*. 2013 Apr;15(2):122-30.

Umesawa; Iso; Date et al.: Relations between dietary sodium and potassium intakes and mortality from cardiovascular disease: the Japan Collaborative Cohort Study for Evaluation of Cancer Risks. *Am J Clin Nutr*. 2008 Jul;88(1):195-202.

Whelton; He: Potassium in preventing and treating high blood pressure. *Semin Nephrol*. 1999 Sep;19(5):494-9.

Whelton; He; Cutler et al.: Effects of oral potassium on blood pressure. Meta-analysis of randomized controlled clinical trials. *JAMA*. 1997 May 28;277(20):1624-32.

Yang; Liu; Kuklina et al.: Sodium and potassium intake and mortality among US adults: prospective data from the Third National Health and Nutrition Examination Survey. *Arch Intern Med*. 2011 Jul 11;171(13):1183-91.

Ying; Aaron; Wang; Sanders: Potassium inhibits dietary salt-induced transforming growth factor-beta production. *Hypertension*. 2009 Nov;54(5):1159-63.

Zhao; Gu; Chen et al.: Correlation between blood pressure responses to dietary sodium and potassium intervention in a Chinese population. *Am J Hypertens*. 2009;22(12):1281-6.

Sachwortverzeichnis

Verlagsanzeigen

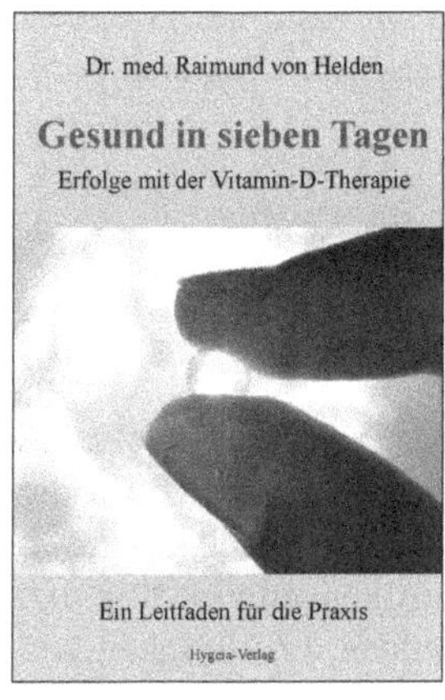

Dr. med. RAIMUND VON HELDEN

Gesund in sieben Tagen

Erfolge mit der Vitamin-D-Therapie
Ein Leitfaden für die Praxis

30. Auflage
Taschenbuch, 150 Seiten
ISBN 978-3-939865-12-4

Vitamin-D-Mangel ist die Ursache vieler Erkrankungen und weit verbreitet. Starker Mangel kann zu Krämpfen, Muskelzucken und Muskelschmerzen führen, zu Unruhe, Schlafstörungen und Depressionen, zu Erschöpfung, Schwäche, Rücken- und Kopfschmerzen, Kältegefühl in Händen und Füßen sowie Kreislauf- und Durchblutungsstörungen. Bei all diesen Beschwerden und Erkrankungen ist oft eine schnelle Besserung und dauerhafte Heilung möglich.

Bleibt der Vitamin-D-Mangel lange Zeit bestehen, erhöht sich das Risiko für Bluthochdruck, Diabetes, Osteoporose, Autoimmunerkrankungen, Multiple Sklerose und Krebs. Um dies zu vermeiden, ist ein optimaler Vitamin-D-Spiegel ganzjährig anzustreben.

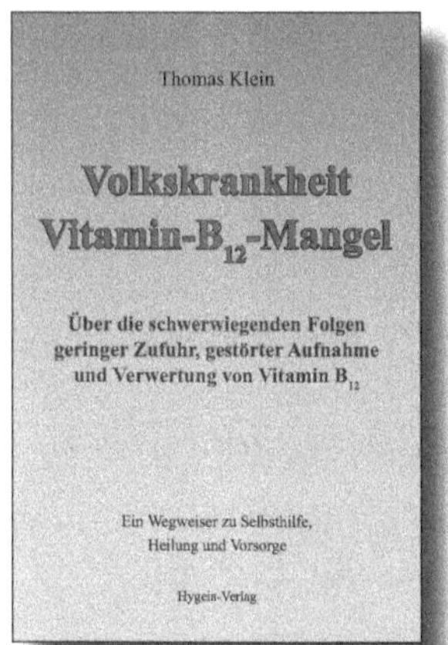

THOMAS KLEIN

Volkskrankheit Vitamin-B_{12}-Mangel

Über die schwerwiegenden Folgen geringer Zufuhr, gestörter Aufnahme und Verwertung von Vitamin B_{12}

Überarbeitete und erweiterte 7. Auflage
Taschenbuch, 184 Seiten
ISBN 978-3-939865-16-2

Der weitverbreitete Vitamin-B12-Mangel wird nur selten erkannt. Die Normwerte sind irreführend und eine gestörte Verwertung durch die Zellen ist nur mit hohem Aufwand festzustellen.

Die Folgen eines langjährigen Mangels können vielfältig und schwerwiegend sein: Chronische Erschöpfung, Lustlosigkeit und Kraftlosigkeit, Depressionen, Stimmungsschwankungen und Schlafstörungen, Allergie- und Infektanfälligkeit. Die Alterung wird beschleunigt und die gesundheitliche Verfassung verschlechtert sich. Auch die Nerven können Schaden nehmen, was sich in Schmerzen, Muskelzucken, Taubheitsgefühlen, Mißempfindungen und Lähmungen äußert. Arbeitsvermögen, Gedächtnis und Denkfähigkeit lassen nach. Sogar Senilität und Demenz können durch Vitamin-B12-Mangel verursacht werden.

Das Buch zeigt, wie wichtig die Vorbeugung ist, welche Schwierigkeiten bei der Diagnose bestehen und wie ein Mangel am sichersten zu beheben ist.

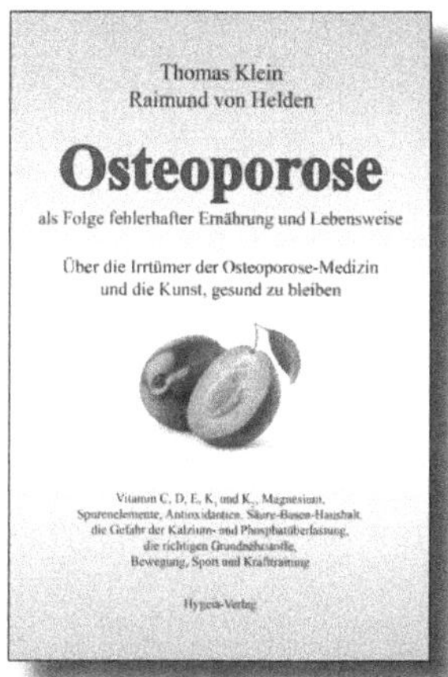

THOMAS KLEIN
RAIMUND VON HELDEN

Osteoporose - als Folge fehlerhafter Ernährung und Lebensweise
Über die Irrtümer der Osteoporose-Medizin und die Kunst, gesund zu bleiben

Fester Einband, 775 Seiten,
Lexikonformat (24 x 16 cm)
ISBN 978-3-939865-14-8

Osteoporose entwickelt sich unmerklich und wird meist unterschätzt. Betroffen sind nicht nur ältere Frauen, sondern zunehmend auch Männer. Oft beginnt der Knochenschwund bereits im frühen Erwachsenenalter.

Eine geringe Knochenmasse ist ein trügerischer Indikator für Osteoporose. Die eigentliche Gefahr ergibt sich aus der beschleunigten Alterung der Knochen, wodurch diese spröde und bruchanfällig werden. Mit dem Verfall der Gesundheit steigt zudem das Sturzrisiko und damit das Frakturrisiko.

Doch Osteoporose ist kein Schicksal. Jeder kann seine Knochen stärken, Muskelkraft und Körperbeherrschung trainieren, um Sturz- und Frakturrisiko auch im Alter geringzuhalten. Die Verfasser zeigen, worauf es ankommt; sie warnen vor populären, aber falschen Ernährungsempfehlungen, vor fehlerhaften Behandlungsansätzen und schädlichen Arzneimitteln.

Mit den richtigen Nährstoffen werden auch Wohlbefinden und Leistungskraft bewahrt; Sehnen und Bänder gestärkt; Gelenkbeschwerden, Bandscheibenschäden und Rückenschmerzen vermieden; ebenso Arteriosklerose, Herz- und Kreislauferkrankungen, Diabetes, Insulinresistenz, Übergewicht, Demenz, ...